U0014011

集結羅慶徽副院長與全球慈濟人的 *50* 場分享——優雅慢老的養生智慧

全植物飲食

醫學與營養

健康大關鍵 實用知識篇

花蓮慈濟醫學中心副院長、高齡醫學中心主任　**羅慶徽**◎著

H₂O 原水文化

《卷一》 一念悟時 好生活

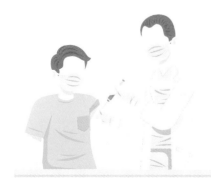

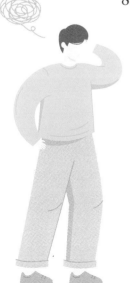

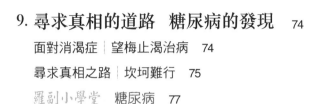

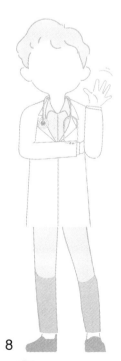

《卷二》三德六味 好飲食

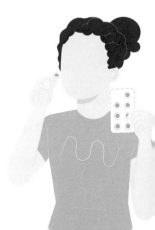

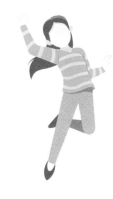

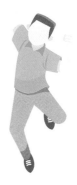

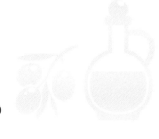

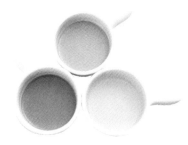

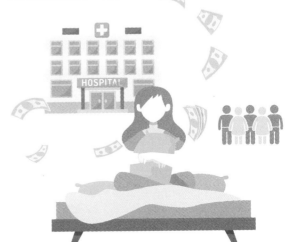

【推薦序 1】

老得健康，老得有用

釋證嚴（佛教慈濟基金會創辦人）

根據 2021 年統計，臺灣人的平均壽命是 80.86 歲，六都中以臺北市的 84.17 歲最為長壽。到了 2025 年，老年人口將超過百分之二十，臺灣正式邁入超高齡社會。既然老化的潮流擋不住，如何延緩老化，避免失智與失能；黃昏歲月可以老得健康、老得優雅，毋寧是每位長者和眷屬所冀盼追求的。

很感恩花蓮慈院羅慶徽副院長，他是老人醫學的專家，這五年來，善用「志工早會」時間，與全球慈濟人分享醫學故事，談健康養生的觀念，為延緩老化與失智提供良方，進而宣導素食的益處；要攝取足夠的營養，正確的飲食方式就很重要了。

「要老得優雅，就要有尊嚴；不想拖累家人或社會，就要避免自己失能。」羅副一語中的，歸納高齡長者的失能原因，主要是腦中風、骨質疏鬆性骨折、肌少症、失智症及退化性關節疾病這五種。

根據文獻記載，1918 年的流行性感冒，全球不過 17 億人口，就有 5 億人染病，至少五千萬人走上不歸路，讓人怵目驚心。很感恩現在醫療科技日新月異，對治流行病的疫苗推陳出新，羅副提出數據證明：「在臺灣，只要施打流感疫苗就可以降低 43% 的住院率，並減少 28% 的死亡率。」

為了保護自己，也是保護家人和周遭的鄰里親友同事，人人都要警覺，主動積極施打疫苗。

　　素食者期待優雅老化，就要避免肌少症與骨質疏鬆。羅副為此開出解方：「要攝取富含優良蛋白質的豆類，才能養肌肉」，原來血糖會升高，就是肌肉量變少，醣類代謝差的緣故。現今的工商業社會，步調緊湊，競爭壓力大，每五個人就有一人為睡眠障礙所苦，長久下去，恐怕會有「失智」的風險。羅副提醒大眾，就是「定時定量」，離開 3C 產品，每天準時上床。

　　書中提及防治 C 型肝炎的血淚史，讓人看得驚心動魄。即便已開發出口服新藥上市，倘若病人放浪形骸依舊，一次牛飲 12 瓶烈酒；對醫師再三囑咐叮嚀必須維持規律生活，定期回診追蹤，都置若罔聞。這是和自己的身體過不去，神仙也難救了。

　　想要提高免疫力，包括防護性的疫苗注射、定期的身體檢查，做好日常的慢性病管理。「要活就要動」，為師推動社區環保，老菩薩投入回收資源分類，腦力變好、手腳協調，是很好的運動方式，還能回饋社會。那種歡喜滿足，讓老人活得有尊嚴、有價值，自然樂此不疲。

　　透過長期的觀察研究，發現幽門螺旋桿菌身處惡劣的環境中，猶掙扎著絕地求生。也讓羅副欽佩之餘反思：這隻肉眼看不見的細菌都不放棄了，遇到一連串挫折將我們的心打入煉獄時，又怎能輕易放棄呢？

　　為師常說：「環保站是長者最好的輕安居。」一位被巴金森氏症禁錮二十幾年的老菩薩，連舉起一只水杯都要費盡力氣。來到環保站，她負責將一摞摞的塑膠袋往上堆疊整齊，還得靠手臂的力量擠壓。不知從何時開始，她發現自己不僅能一手提起四大袋的回收物，見到人也會露出笑容。更不可思議的是，她發現一直糾纏他的肢體抖動也消失不見了。

　　許多投入在環保站付出的長者都有深刻的體會，即便來到耄耋之年，還可以為大地付出，讓他們感覺活得有尊嚴而歡喜。

C 型肝炎，號稱臺灣旳「國病」，亦即染病者眾，療程要價不斐，高達兩三百萬元之鉅。一般家庭根本負擔不起，很感恩衛福部與藥廠進一步協商降價，並且全數由健保給付，我們人人都應當珍惜。

　　很感恩羅副一來到花蓮慈院就職，很快的就融入這個大家庭。他的專長是老人醫學，從蔬食的角度，撰寫這本《全植物飲食醫學與營養健康大關鍵【實用知識篇】》，不僅富涵知識性、教育性，也有病源的歷史探索，讀來趣味橫生，很值得推薦予讀者閱讀。

【推薦序2】

不疾不徐「食」在優雅

林靜憪（佛教慈濟基金會副總執行長）

　　真令人敬佩，羅慶徽副院長又要出版新書了，感恩他寄來初稿供拜讀，但得為之寫序。可是因疫情減緩，近期海內外行程滿滿南奔北跑，為了完成囑託，只得搶時間邊走邊拜讀傑作。

　　原以為新書主軸為茹素健康與優雅老化，豈知內容超越想像豐富，這本書將時空拉長，有超越百年之疾病發展史，有超越百年來醫界先進為搶救生命鍥而不捨精神，以及醫病間共同為人類，為未來生命所做的努力，更見證以病為師的重要，是醫療進步最重要圭臬。

　　文中有大量醫界耳熟能詳醫療發展史，例如發現幽門螺旋桿菌，在當年無人相信，將發現者視為騙子，大事撻伐，為了驗證研究成果，發現人之一，勇敢吞食培養出來的病菌，果然病發，藉此體驗病人之苦，驗證此病菌的威力，後來也一一見證，是胃潰瘍、胃炎、胃癌等等的致病因，當年兩位醫師因揭開腸胃致病神秘面紗與吞食病菌壯舉，獲得諾貝爾醫學獎，最終卻反思：「是研究者不簡單或是病菌不簡單的問號。」揭示後進，真耐人尋味。

　　而在沒有內視鏡之前，腸胃疾病的多元與多變，更是神祕中之神祕。佛法談因緣，竟有一位單純青年，似乎生來注定為醫界揭祕，在單純的送貨工作中，竟被失去準頭的獵人流彈射中，原本活命希望微乎其微，卻因醫師盡力搶救而活命，卻也為他揭開注定的

善業，因為需有瘻管引流，竟也有非常認真探索生命的醫師，靈機一動讓他成為活生生的腸胃器官實驗菩薩，看到醫師將許多食物塞進瘻管，真是不忍，並舔瘻管分泌的黏液，在長達十年做活生生的實驗，兩方辛苦奮鬥，始能揭開瞭解人類消化系統的初步，這種可為人類巨大貢獻的因緣，若非夙業，豈是我等所能理解。

　　說到 C 型肝炎，干擾素的發明，不由想到靜思精舍排名第四的德恩師父，當年為肝病所擾，後來開始服用干擾素，竟也很快恢復，一段時間後，一方面覺得檢查數據都正常，再方面也覺得費用不貲，與醫師商議而停藥，哪知停藥後過幾個月復發，最後非常遺憾的捨報，每每思及當年，總是懊惱不已。

　　如今看羅副院長娓娓道來發展始末，加上罹患肝癌病患因緣，任何疾病縱有仙丹，若不自愛亦難反轉。

　　再分享筆者 B12 缺乏症經驗，多年前筆者經常無論站或是坐著，均會感覺好像地震，後來地震感覺越來越頻繁，因此求救於耳鼻喉科陳培榕副院長，他聽我的訴說後，立即開單做中耳平衡等等檢查，印象中，其中有一項檢查是面向牆壁，從一數到一百，因技術員在檢查門外，所以必須數很大聲他才聽得到，我就這樣數著數著，自己卻也覺得如同兒戲，最終，陳副院長說都沒有問題啊！您

似乎是缺乏 B12，我開給您試試看，就這樣我開始服用約一個月後，地震的感覺漸漸消失，顯然 B12 對身體影響至深，看著羅副院長撰文中，一對恩愛夫妻竟然反目相怨，經羅副院長診斷夫妻均為缺乏 B12 症，導致情緒失控，隨即對症授藥，夫妻又恢復手牽手共度美好時光。

又看到當年隋煬帝罹患不知名疾病，只知燥熱與口渴痛苦難當，一群群御醫束手無策，皇帝震怒處死，最後經歷百折千繞，有一位醫師知此病無藥可醫，只得畫了兩幅畫，一幅雪景，如今想想可能望雪止熱，一幅畫滿梅子，也就是成語畫梅止渴的由來，此戲劇性的轉折，成了療癒消渴症的故事。看到此，真不捨當年御醫被冤枉，卻也在此書中獲得新知。

如今據世界衛生組織總計，糖尿病在全世界普及率高達近百分之十，以全球八十億人口計算，有將近八億人罹患糖尿病，這個數字相當驚人，而糖尿病的防範，就是堅守口欲勤運動。近日花蓮慈濟醫療團隊，在證嚴上人的指導下，將末草、艾草、南瓜等等對治糖尿病，在實驗室實驗成果在影響分數近六分的國際期刊刊載，因此製成「淨斯草本醣衡沖調飲」健康食品，這就是我們作為地球公民，哪裡有需要，哪方面有需要，我們要善盡地球公民責任，真心

期待盡此心力，有機會協助摘除糖尿病罹病率后冠。

　　向來博學多聞又善於文字，如今羅副院長以幽默又風趣的方式，列舉百年來常見或不常見疾病，例如立百病毒、佝僂症、二十年前的 SARS、鈣、維生素 D 等等，深探內容所有的疾病沒有離開飲食。

　　細細咀嚼羅副院長大作，深深感受他是一位美食專家，在過去未加入慈濟之前，深信吃盡人間美味，亦是性情中人，記得當年 SARS 橫行人人自危，他任職於國軍松山總醫院抗疫執行長，面對疾病快速進展生命無常，壓力非常大，而當年慈濟人則是守護每一需要我們保護的醫院，除了提供防護物資外，更日日提供熱騰騰素食便當，而這一盒便當，竟是他每日面對死生快速現象，最重要維生與安心之食糧，因此與他結了很好的緣。

　　直至他回到慈濟看到證嚴上人心安了、皈依了、茹素了，看品閱其文，可以體會他雖茹素，卻也不改饕客本性，因此以饕客加上高齡專科、腸胃專科醫師角色，為守護素食者健康，為匡正用對的補品，用心蒐集資料，更求助於營養專家，在晨間的志工早會上分享，嗯！饕客美食專業有健康，因此每星期二早會，已經成為全球

慈濟人最期待的時刻。

近年來全球受 COVID-19 疫情襲擊，加上氣候變遷溫室效應衝擊，經全球學界科學界及醫界研究證實，茹素降低病毒侵襲感染率高達百分之七十三，減碳效應尤其驚人。又，全球最少十分之一飢餓人口，亦要面對人口結構高齡化的變化，高齡就業老有所用已不遠，如何保健康？面對近十分之一飢餓人口，我們如何輸送愛的資糧？

《佛說四十二章經》佛陀問沙門：「弦緩如何？」答曰：「不鳴矣。」再問：「弦急如何？」答曰：「聲絕矣。急緩得中如何？」三答：「諸音普矣。」佛言：「沙門學道亦然。心若調適，道可得矣。」

感恩羅副院長有系統引導，從古至今的妙喻，邏輯診斷的智慧，勤於入法用於本書中，我們若能參酌書中一二，適當的飲食適當的保養，不過量不會中毒，培養「信仰力」，關心社會所需創造「佈施力」，勤讀豐富心靈書籍培養「精進力」，靜思弟子們則勤薰法並用於行的「行動力」，面對高齡自創優雅老化途徑，趣向中道不偏移的「自在力」，五力不疾不徐生活化，自然道風德香飄逸在自己身邊。

蔬食，地球與個人身心更健康

林俊龍（慈濟醫療法人執行長暨心臟內科專科醫師）

從青壯年時期在美國及中年期到現今在臺灣，我在心臟內科門診推廣著同樣的理念——素食，有助於降低心血管疾病；對於已經有心血管疾病的病人，則能減少復發率。在臨床醫師工作三、四十年來，親身感受素食的益處，看到病人及家屬素食後的身心輕安，近幾年來我更積極帶領團隊投入素食有助於減少各種疾病發生率的實證研究，至今已於國際醫學期刊發表二十多篇論文，讓民眾真切看到素食的好處，不是憑空杜撰，而是由全球知名的醫師學者審定通過、有根據的事實，不久之後也將出版成書，期許讓更多人感受素食對健康對地球的好，而調整飲食型態。

專長肝膽腸胃科及高齡醫學的羅慶徽副院長，來到慈濟後非常精進，研讀證嚴法師著作，聆聽開示法語，也常於清晨六點五十分參加志工早會，精心製作簡報檔案，分享肝膽胃腸方面及高齡老化的醫學及養生知識，查證論文後的最新素食營養，也會針對一般人常有的素食迷思解除疑惑，偶爾穿插一些他對於佛法的理解及突然的感悟，深入淺出，又有禪機，造福當下在靜思精舍、臺灣各慈濟醫院，甚至全球連線的志工及所有聆聽者。

至今有愈來愈多的醫學報告及文獻針對素食與葷食的比較，加上我們的慈濟素食營養世代研究資料庫研究，一篇又一篇的研究論文證明素食對人體健康的幫助，包含降低中風、心肌梗塞、狹心症、心血管疾病、糖尿病、脂肪肝、罹癌的風險，還有失智、憂鬱症、白內障等也都可藉由素食飲食來延緩發生率。

在 COVID-19 新冠肺炎疫情期間也有國際研究證實，素食可降低新冠患者重症發生率。

一般人以為選擇素食者多半是宗教信仰，或者是愛護動物而不捨得殺生。現代醫學實證研究告訴我們，素食，是最健康的飲食方式，除了有助於身體的健康，心理的健康，也有助於地球的健康。

地球暖化造成現今的氣候變遷，導致世界各處天災不斷，提供葷食的畜牧養殖業就是地球暖化的最主要製造者。不吃葷食，選擇素食，或因多蔬果而稱「蔬食」，是保護地球最快最有效的方式。

《全植物飲食醫學與營養健康大關鍵【實用知識篇】》一書，羅慶徽副院長帶著讀者過著好生活、選擇好飲食，每晚好睡眠，是適合大眾一讀的健康科普養生書，祝福人人優雅的變老，健康快樂每一天，樂為之序。

解茹素謬誤 素食好健康

林欣榮 (花蓮慈濟醫學中心院長暨神經外科專科醫師)

　　朋友常問我，作為一位腦神經外科醫師，在生活中是如何預防癌症及保護腦部？我的答案很簡單，就是規律生活、健康飲食和適度壓力，能消除自由基並預防癌症。在知名科學期刊《Nature》也曾指出十字花科蔬菜如花椰菜、高麗菜等，有很強的抑制癌症效果，我不僅茹素、推素，更期待人人三餐都素食。

　　吃素很簡單，但要養成習慣卻又似乎是「知易行難」。大部分的人都知道素食有很多好處，特別是對於患有心臟病、腦血管疾病、糖尿病、高血壓、高血脂、癌症的人來說。然而，訪間偶而會有一些斷章取義的新聞內容，卻讓人落入素食會營養不足的迷思中。

　　例如曾經有一篇《阿茲海默症期刊》的研究，指一週吃不到一次肉類比起一週吃四次的受試者，罹患失智症、阿茲海默症的風險高出五成以上，引起素食者擔心，不過研究人員推測，這可能與缺乏維生素 B12 有關。不過美國梅約診所醫學中心的研究中卻提出，日常生活中吃下足夠的蔬菜，特別是十字花科的植物，包括花椰菜、捲心菜和深色綠葉蔬菜，如菠菜、羽衣甘藍等，都有助於提高記憶力。

在羅慶徽教授撰寫的《全植物飲食醫學與營養健康大關鍵【實用知識篇】》這本書，有很大的篇幅就是要「解茹素謬誤」，羅教授綜觀各國研究素食對於健康影響的文獻報告中，儘管各自提出不同的研究基礎，但針對「素食可能會缺乏鈣質、維生素 D、蛋白質」的結語，都是給予否定的答案。而事實上，無論是葷食或素食，若要掌握健康的鑰匙，得先把握均衡飲食。

如何找對食物，輕鬆攝取，書中有很完整的說明，也提到一個很重要的觀點，例如素食者蛋白質不足，最大原因是攝取不足，因為素食者常食用的豆類製品，含有豐富的蛋白質。而且植物性蛋白質還有高含量的膳食纖維、豐富的礦物質，不僅脂肪含量比動物性蛋白質低，穩定度更勝於動物性蛋白，腸胃無須過度運作，即能分解消化；也有助於大腦血清素生成豐沛，換得安穩好眠。

證嚴法師與慈濟推動素食已數十年，除了源自於佛教不殺生、慈悲利他的大愛情懷，同時也是希望為促進人類健康和保護地球環境盡心盡力。因為肉類生產需要大量的水、飼料和能源，且排放大量溫室氣體，素食可以減少對環境的負擔、對水資源的浪費、對土地過度的使用，還可以保護生物多樣性。

回想過去三年來，全球歷經新冠肺炎疫情的威脅與恐懼，「非素不可」已是當務之急，如果您還對於素食者的營養有質疑，《全植物飲食醫學與營養健康大關鍵【實用知識篇】》除了提供您完整的素食觀念之外，同時還告訴您如何補充維生素 B12，如何攝取足夠的蛋白質、鈣質、維生素 D，如何選擇好的脂肪、好的醣類，如何擁有好的睡眠……，讓您吃素吃得健康無煩惱。

而羅教授不只是腸胃專家，也是老人醫學專家，字裡行間充滿專業與人文關懷，他希望透過更多正確的觀念與方法，引導葷食者逐步在生活中嘗試素食，特別是在葷轉素之間徘徊的朋友，勇敢邁向素食之路，獲得健康，也影響周邊的親友，在飲食中修福修心又修慧。

【作者序】

學術佐證蔬食好眠　優雅慢老

羅慶徽（花蓮慈濟醫學中心副院長暨高齡醫學中心主任）

這一本書的產生，是起於對證嚴上人的承諾。

上人記掛著慈濟很多老菩薩的健康，幾次回到靜思精舍與上人聚會或會談時，上人會叮嚀我們，要教導民眾，怎麼吃才會健康，怎麼過日子才會老得尊嚴而優雅。

後來某一天林欣榮院長再度帶著我們回精舍報告，我們一行人坐在上人前方的兩排座位，上人又提起這件事，目光隨著掃過在座所有人，大家安靜的把這樣的叮嚀聽進去，我也像個乖乖聽課的學生，在老師把目光掃過來的時候低下頭，免得被老師點到名的感覺。

當我覺得頭低下去夠久了，老師應該不會再看我的時候，頭一抬，就對上了上人的眼神。上人看著我，一邊說：「**你們要幫忙。**」我順從地點頭答應。師父的交代，再忙也要扛起來，甘願做。剛好把握這樣的機緣，守護慈濟菩薩們的健康，盡自己的一點點力量，為師父分憂解勞。

於是開始了在志工早會上的分享任務。哪裡知道這一講，大家反應很好，本來一個月分享一次，後來變兩個星期一次，再後來變成每個星期一次，直到現在。

我在準備簡報分享的時候，記取上人的叮嚀，把握四個原則：

一、學術與醫學專業佐證；二、要通俗易懂；三、具故事性；四、有實用性。

　　為什麼要有學術及專業佐證，我想到《紅樓夢》第五十六回，薛寶釵說的一段話：「學問中便是正事，此刻於小事上用學問一提，那小事越發作高一層了。不拿學問提著，便都流入市俗去了。」意思是說，現在很多人在講健康養生，多半講的是他個人的經驗，並沒有專業的根據，上人希望由具備醫療專業知識的我們來宣導正確的養生方法，而且每一項知識都有學術的證明。所以我在準備分享內容之前，都會廣泛的閱讀搜尋學術論文，有憑有據之後，才會分享給大家。

　　志工早會在花蓮分享，連線全球，上人的弟子之中，有中研院院士，有大企業家，也有一個字都不認識的老人家，我要怎麼樣讓所有人都聽得懂？

　　所以我決定要掌握通俗性，朝白居易的「老嫗能解」的境界努力。白居易每作一首詩，就請一位老太太讀，如果老太太聽得懂，就過關，如果老太太不懂，就改寫。

　　有一次清晨，上人開示結束後，輪到我分享，上人就站著聽了一下，隨後請人提醒我：「你叫羅副講慢一點，然後，要講清

楚。」所以我盡可能把醫學及營養的專業知識通俗化，簡單明白，淺顯易懂。

第三個原則我覺得很重要，要有故事性，因為有故事，才能讓人記得住。所以在分享時，我會試著帶入一些故事，讓聽眾容易了解。

實用性也是很重要的，希望讀者在看完書之後，學到一些很實用有益健康的方法，而且會想立刻去做，因為很容易做得到。我也連帶想出幾句好記的口頭禪，例如：「**你要補維他命 D，你不晒人，你就要晒香菇。**」晒太陽可以補充維他命 D，沒時間晒太陽，吃晒過太陽的香菇也有補鈣的效果。

這四大原則，我只能說，我自己是心嚮往之，想盡量做到。

我的醫學專長在家庭醫學及腸胃科，近十年來，深受高齡醫學及長期照護的吸引而投入其中，也希望所學能對長者的健康生活有所助益。這一本書，收錄了我從 2020 年 4 月到 2022 年 2 月兩年來近 50 場志工早會的簡報分享，分列為好生活、好飲食、好安眠三大卷重點。

卷一的好生活，列出 13 篇與疾病相關的小故事。**卷二的好飲食**，強調的是「醫食同源」——我們如果不把食物當藥吃，有一天就會生病，生病以後就要吃很多藥，最後只能把藥當食物吃。

　　以補鈣為例，現在很多人喜歡吃鈣片，如果平常三餐正確飲食，根本不用吃鈣片。長期吃鈣片會導致便祕，便祕去看醫生，醫生開軟便劑，軟便劑吃多了，就肚子痛……所以，大家好好飲食，就可以盡量避免把藥當飯吃的惡性循環。

　　卷三放最後，但我覺得最重要！**教大家如何好睡眠**，因為臺灣算是全世界睡眠最不好的國家地區，所以我希望自己的分享，可以讓看到書的讀者，每天睡眠品質好一點。

　　有緣來到慈濟，聽聞上人講經說法，很有感觸，常覺法喜充滿，可是當自己分享出來之後，會覺得體會還是太淺薄，期許自己日日精進，甘願付出得歡喜。也祝福人人在變老的路上，保持尊嚴優雅，健康平安，福慧增長。

《卷一》
一念悟時 好生活

保持健康，才能好好生活，預防醫學，是重要的遵循概念；增加免疫力，防護性的疫苗注射，定期的身體檢查，做好日常的慢性病管理。

「要活就要動」，做環保，也是一種運動方式，身體運動，帶動腦部運動更靈活。

《六祖壇經》有云：「一念不悟，佛是眾生。一念悟時，眾生是佛。」時時感受，時時正念，時時好生活。

1. 預防流感 如同清淨在源頭

　　白色大袍的口袋在震動，第一時間將手機取出，是一位慈濟的師兄來電，他說有個疑問。

　　「羅醫師，有個問題困擾我很久……」雖是困擾，準備打來尋求我的解惑，然而他緊接著的話語，其實是個決定，只是希望能從我這裡獲得專業上的支持，「我可以不去打流感疫苗嗎？如果真的不幸得到流感，難道不能用抗病毒藥物治療就好？」

　　「師兄，上人說，清靜在源頭。」「草，要拔起來，就要連同根也拔起來；同理，預防勝於治療，及時的一針，勝過事後的九針。」

　　說著，我想起那位滿臉笑容的女人，年紀雖然在她的臉上刻下紋路，卻也在她的腦中裝滿智慧，我們血脈相連，即使時隔多年，我都還記得自己是怎麼喊著「阿嬤」這兩個字的聲調。

　　一回在上學前，我怎麼也扣不好襯衫上的鈕釦，衣擺下緣總是一高一低，阿嬤靜心站在一旁，看著我愈扣愈惱火，最終還是選擇出聲解救，她輕聲叮嚀：「憨孩子，第一顆扣子就要扣對。」

　　我把跟阿嬤的這段回憶說給師兄聽，「如果第一顆扣子扣錯，接下來怎麼扣，就絕對會扣不好；很多道理都是相通的，因此要對付流感，最好的方法就是從源頭下手，去打流感疫苗。」

疫苗施打｜降低重症機率

每年臺灣採購的流感疫苗約略是六、七百萬劑，對比兩千多萬總人口，即使所有疫苗都施打完畢，覆蓋率也不過 30%，而另一個統計數據也顯示，自費疫苗施打率更是貧瘠，僅有 4%。

「臺灣疫苗涵蓋率沒想像中那麼高，所以我們離流行性感冒的群體免疫的那一步還很遠。」我誠懇的告訴師兄，如果希望自己有免疫能力，就必須要打流感疫苗。我怕這些話力道還不夠，於是加強語氣，以更白話一點的語言果斷的告訴他：「想靠群體免疫？你別想了。」

我自然是建議他該去打流感疫苗，於情，也於理。

在臺灣，流感疫苗可以降低 43% 的住院率，並減少 28% 的死亡率。

但師兄還沒有放棄，他又問：「對，它很有效。但是，安全嗎？」

身為一位醫師，生命的重量始終扛在我的肩頭上，它很沉，而我的職責就是不讓它輕易落下。於是我翻開另一個健保資料數據，告訴他，在 2008 年與 2009 年這兩年裡，健保追蹤四萬一千名施打流感疫苗的人，以及五萬名沒有施打疫苗的人，結果顯示，不良狀況基本上是沒有增加的。

電話那頭沉靜了下來，我猜他還在猶豫，只是一時半刻找不到問題來考我，但在臨床上，我回答過太多，我知道他心裡那還未被挖掘出來的疑問還有些什麼，與其等他問，我想還是我先說出口吧！

「又有人可能會說，年紀大或是體質差的人，打了是不是效果比較不好，所以乾脆不要打？」

電話那頭有些騷動，我猜他正在點頭，「其實健保資料也告訴我們，2005 到 2006 年時，曾追蹤五千位施打疫苗的民眾，發現在四年內，降低急性住院率有 7%，降低整體死亡率有 44%，這告訴我們什麼？沒錯，有人打流感疫苗還是會得流感，當然原因很多，但是整體來講，一半以上的老年人會有效，倘若不幸得流感，併發症會很少，也不會那麼嚴重，所以長輩們還是應該去打流感疫苗。」

細胞培養｜流感疫苗少過敏

「至於有過敏的人怎麼辦？聽說有人打疫苗打到過敏。」我聽見電話那頭又是一陣騷動。但我有自信自己提出來，就有自信保證接下來的答案能加強說服的力道。

我告訴他，盤點目前市面上的流感疫苗品牌總共有四種，其中三個品牌是用雞蛋培養，但最近美國食品藥物管理局 FDA 才剛批准上市的新疫苗是用細胞培養，細胞培養不僅較為穩定，培養速度也快，當然，對雞蛋過敏的人更是一大福音。

他似乎放棄掙扎了，我在電話這頭看不到他的神情，但從他接下來的問句裡，他的動搖是清晰可見的。

「打完疫苗之後，該注意些什麼？」他問。

「睡覺。」我不能否認，這世界上有很多事情光靠睡覺是無法解決的，但是打完疫苗之後，要讓抗體迅速爬升，睡得好、睡得飽就像一把肥沃的黑土，足以讓沉睡的種子迅速發芽成長，「而且在打疫苗前一個星期就必須要好好睡覺，抗體甚至會比睡不好的人還要多出 50％！」

我也叮嚀，若有服用抗凝血劑的患者，切記在施打完之後，必須按壓施打處兩分鐘；而即使沒有服用藥物且身體安康的民眾，也建議在現場休息半個鐘頭，「雖然機率極低，一萬人中也不到一人，但如果會引發過敏性休克，大約半個鐘頭內就會發作，但不用過度擔心，醫院都能處理。」

我叨叨絮絮的說著，「還得留意 48 小時內有無不舒服症狀，並且要多喝水。」

話至此，我想該叮嚀的注意事項，我應該都說全了。

最後，我選擇以上人的法語為這通電話結語，「師兄，清靜在源頭，事先的預防。」

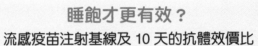

睡飽才更有效？
流感疫苗注射基線及 10 天的抗體效價比

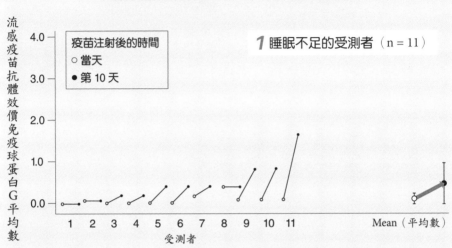

吃飽睡好，抗體 50% ↑

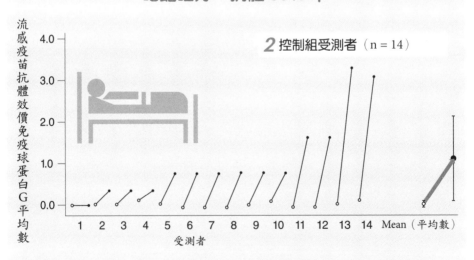

※ 資料出處：JAMA. 2002;288(12):1471-1472. doi:10.1001/jama.288.12.1469

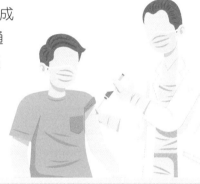

羅副小學堂　打流感疫苗　源頭預防管理

「上醫治未病！」病未發生前，將威脅消弭於搖籃中，是近代預防醫學的核心理念，若要更形而上，即是透過茹素減少口欲，為自己打造健康的生理環境，讓疾病永無寄生空間；徹底體現「清淨在源頭」的思維。

證嚴上人推動環保逾三十載，期勉弟子「清淨在源頭」，原意指使用者若能在回收前注意清潔與分類，即可大幅簡化後續的各項工作！而注射流感疫苗，無疑也是「源頭管理」。

流行性感冒是由流感病毒所造成的傳染性疾病，引起症狀輕則如普通感冒，重則可能併發腦炎、心肌炎以及神經系統疾病，甚至有導致死亡的風險。有效對抗流感的方法，除了勤洗手、戴口罩，其中施打流感疫苗最為關鍵，能有效降低感染率與重症率。

2. 從世紀流感中 省思眾生平等

1997 年，一具埋在阿拉斯加冰凍地底下的大體被掘出了地面，這是一位沉眠近八十年的女性，打擾她的目的來自於一場解密行動，科學家期待能從這位女性保持完整的肺部組織內分離出某一種特定的病毒，這個病毒曾經在她死亡當時的那個年代於全世界引起令人為之膽顫的騷亂，將近有五千萬人的生命因此而驟然中斷。

科學家對這名女性的生平毫無知悉，手中唯一明確的資訊，即是確認她是死於 1918 年那場流行性感冒，這也正是他們來此打擾的主因。為了表達尊重，科學家為陌生的她取名，以拉丁文中露出光明之意，稱她「露西（Lucy）」，期待能從其肺部組織取出病毒，找出對抗流感病毒的解方。

流感巨浪｜吞噬人命

1918 年那一波接著一波無情襲來的流行性感冒對人類而言，猶如一陣陣張開大嘴、急著想吞噬生命之火的海嘯，渺小的人類身處其中，幾乎無力抗衡。

流行性感冒的第一波攻擊在當年的 3 月至 7 月之間，當時病毒在美國中部的兵營裡早已捲起了第一道大浪，短短一個月就造成上千人染疫，46 人喪生，這是一心為國捐軀、為理想抱負而上戰場的他們所始料未及的結局。

　　當時正處第一次世界大戰期間，在美軍重振旗鼓並將裝備輸往英國與法國等同盟國手中時，他們帶去的不僅是對抗敵軍的戰力，同時也將蠢蠢欲動的病毒輸送到歐洲大地上去。

　　那一段期間，在病毒的助攻之下，敵軍德國幾乎無往不利，但他們緊握的勝券並沒有帶來足以隔離病毒的防護，在他們俘虜了對方的人質同時，也在無意之中擁抱病毒。

　　這一波罹患流行性感冒的人數在戰爭的你爭我奪中恣意亂竄，染病者眾，但致死率尚且輕微，此時，輕忽大意的人們不知道，病毒正在壯大；同年 9 月，美國海軍為了募款舉辦一場多達 20 萬人的遊行，壯大的病毒張開滿嘴撩牙，在短短一個月內，取走近兩萬人的生命！翌年初春，流感病毒又再一次舉起死神的鐮刀，割取更多人的性命。

　　這場流行性感冒引起各國警覺的不只是日漸升高的致死率，還有它的無差別攻擊的力度。過往疾病較常攻擊兒童與老年人，然而這場流行性感冒針對身強體壯的中壯年人口，依然不減其威力。

無差別攻擊｜疾病前無貧富之分

　　由於染病者免疫反應激烈，多數病人的病榻邊，都有著從患者體內被咳出的一攤血，為這場流行疫情帶來更觸目驚心的畫面。統計 1918 年的這場流行性感冒，總計讓當時全球 17 億人口中的五億人染病，至少五千萬人因此喪生，患病者不乏各國國王與領導者，

包含英國國王喬治五世（Georg V）、英國首相大衛‧勞合‧喬治（David LLoyd George）、德國國王威廉二世（Wilhelm II）以及美國湯瑪斯‧伍德羅‧威爾遜（Thomas Woodrow Wilson）總統。

後人又將這場發生於 1918 年的流行性感冒稱之為西班牙病毒，即源於當時西班牙國王阿方索十三世（Alfonso XIII）率先染疫，因此造成後世誤解，認為此病毒是源於西班牙，然而若深入探究，實屬謬誤，由於當年西班牙沒有參戰，因此也就沒有發動任何的媒體與邊境管制，這也讓病毒在此國橫行無阻。

無論如何，這場病毒浩劫距今百年之遙的疫情雖然早已停歇，但人們並沒有因此而迎來風平浪靜。

無論是 1918 年的流行性感冒，或是現今的 COVID-19，皆以無差別攻擊的行動入侵我們的生活，不禁令我想起《慈濟志言》中的訓詞——我們的精神是誠、正、信、實，我們深信眾生平等，人人具有佛性——中的「眾生平等」一詞，無論是來自無名小鎮的平凡人，亦或是高官顯要，貧富貴賤在病毒面前猶如岸邊廣闊的細沙，粒粒之間，毫無差別。

病毒貪婪的尋找入侵的機會，任何一人只要稍有疏忽，無疑就是給了它一把得以登堂入室的鑰匙。

羅副小學堂　注射肺炎鏈球菌疫苗預防COVID-19？

1918 年的流行性感冒染病的患者，因為免疫系統的過度反應引發缺氧，因此身體會隨著病程日趨嚴重，而造成膚色發青，當時甚至有美國人自嘲著說：「我們現在都分不清誰是白人、誰是黑人了，因為所有人的皮膚都變成青色的。」膚色的變異除了是因為缺氧，也與肺炎鏈球菌與流感共同感染有關。

當流感病毒將上呼吸道的纖毛皮膜與上皮細胞破壞之後，肺炎鏈球菌於此時舉兵入侵，無疑將造成整個系統的崩潰，因此熟悉胸腔醫學的人大多同意，當肺炎鏈球菌遇上流感病毒，無疑是致命的死亡組合。

這也是何以在 COVID-19 肆虐時，部分學者建議長者要施打肺炎鏈球菌疫苗，正是希望打斷這種超級（superinfection）或合併（coinfection）感染。

3. 堅持初衷持永恆 C肝治療接力有成

　　那是第一次，也是唯一的一次，在從醫生涯中，我未曾想過會出現這樣的畫面。我被打了，驚嚇來得如此的突然，令人措手不及，然而旁人即使錯愕，卻也能體恤動手者的心情，不少人靠過來，走上前來安慰她，而非臉頰仍在辣辣疼痛的我。

　　那是跟隨人醫會（全稱：國際慈濟人醫會，慈濟成立的非營利義診團體）到教養院義診所發生的事情。那名女患者好奇的摘下我的眼鏡，讓我眼前失去聚焦的能力，我試圖輕聲有禮的想從她手中將眼鏡取回，過程中不小心輕碰了她的手，這一巴掌就迅雷不及掩耳的打過來了。

　　「媽媽說，如果男生碰我就是要欺負我，我要保護我自己！」她言之有理，我也只能忍著臉頰的火熱，不停的替未曾有過的意圖向她道歉。

　　從醫院走出去，投入在義診現場中，我才發現原來其中有諸多不易，有時得面對環境的惡劣，多數時候則有設備所帶來的難題，義診現場的患者們也時常帶來不同形式的挑戰。但即使偶有挫折，全球各地人醫會腳步依舊不曾停歇。

　　馬來西亞人醫會團隊曾服務過一位精神狀態不佳的長者，面對他潰爛到幾乎可以見骨的雙腿，他們竭盡全力帶他就醫，並且固定為他換藥，九個月後，長者原本糜爛的腿長出了粉紅色的新肉，笑容也重新爬回他的臉上。

在義診的那一巴掌，提醒著我，服務這類患者需要有極盡的耐心與愛，因此當馬來西亞人醫會透過幾張簡報敘述著長者雙腳重獲新生的故事時，我得以想像這九個月以來，他們是用盡了多大的心力，也進一步體悟到證嚴法師多次勉勵弟子、醫療團隊：「人生八苦病最苦，弘揚醫道治身心，體悟無常惜分秒，堅定初衷持永恆。」

接力研究｜找出 C 型肝炎

無論是在義診現場，或是在慈濟團隊中，我看見了堅定初衷持永恆所繪製出的一幅幅美麗風景，同樣在醫療發展的過程中，我也在漫長的 C 型肝炎研究歷程裡，看見如此精神的體現。

全世界約有七千萬名患者深受 C 型肝炎所苦，其中臺灣約有四十萬名患者，染上此病的患者經年累月飽受疲倦、嘔吐以及黃疸症狀所苦，最後甚至會走向肝硬化與肝癌的末路。

C 型肝炎的發現說得並不早，在 1960 年代時，人們僅找出 A 型肝炎與 B 型肝炎，遲遲無法釐清另一種傳染性肝炎的面貌，C 型肝炎的發現無疑是條漫漫長路，但美國的阿爾特醫師（Harvey J. Alter）、病毒學博士查爾斯‧萊斯（Charles M. Rice）以及英國微生物學者麥克‧霍頓（Michael Houghton）卻未曾放棄過要從種種屏障中找出答案，他們以接力之姿發現 C 型肝炎，為千萬人開鑿出治癒之路。

率先進入到 C 型肝炎研究領域的，是阿爾特醫師，他是美國國立衛生研究院臨床中心輸血醫學系高級研究員，投身血液研究長達五十幾年的他發現，即使在輸血時已排除 B 型肝炎，但仍有人因為輸血而感染肝炎，因此他認為，應該還存有另一種尚未被人們發現的肝炎。

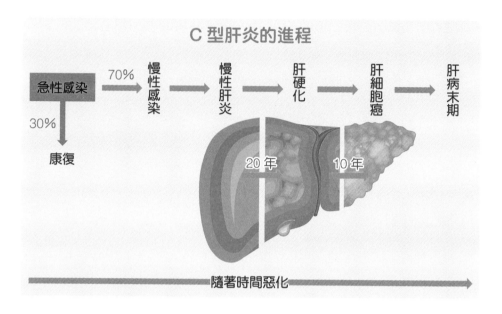

他試著把可能存有莫名肝炎的血液輸入到大猩猩體內，結果發現受試的大猩猩果真染上肝炎。

然而阿爾特醫師的研究卻止步於此，接近有十多年的時間，他始終找不到此肝炎的病毒，於是他與團隊為此肝炎取名為「非 A 非 B」，意味著既不是 A 型肝炎，也不是 B 型肝炎。

他想進一步突破的心願，由萊斯博士完成。時為 1980 年代，當全世界學者專家大多都投身在愛滋病研究時，萊斯博士卻毅然選擇研究「非 A 非 B」，他幾乎用盡了辦法，但卻找不到病毒，最後他決定以土法煉鋼的方式，從染病的黑猩猩身上一一取下血液，並逐步分析，終於成功鑑定出病毒，並將之命名為 C 型肝炎病毒。

　　緊接著第三位學者霍頓教授以萊斯博士的基礎進一步研究，驗證了單是感染 C 型肝炎病毒就會引發肝炎，此舉加速了後續 C 型肝炎治療藥物的快速發展，尤其是 2014 年 C 肝全口服藥物問世，更是肝炎防治史上的一大重要里程碑，也讓世界衛生組織有足夠的信心，提出在 2030 年消滅肝炎的願景。

　　三位學者的堅定初衷持永恆，不僅解開醫學上困頓數十年的難解習題，更為世界上的千千萬萬人找到得以延續生命的機會，因此在 2020 年 10 月，諾貝爾生理學或醫學獎委員會正式宣布，將該年度的獎項頒發給接力發現 C 型肝炎病毒的三位學者，以肯定他們的貢獻。

羅副小學堂　C肝全口服藥物

　　在 C 肝全口服藥物問世之前，面對 C 肝患者，醫療上投以干擾素進行治療，然而干擾素副作用強，會為病人帶來一場猶如重感冒的苦痛，治療過程幾乎可謂痛不欲生，成功機率約有七成。

　　C 肝全口服藥物的研發對 C 型肝炎患者而言，無疑是一大福音，目前臺灣 C 肝口服藥物治癒率約有 97.5%，此口服藥一顆原本要價一千元美金，療程所需藥物的費用約兩三百萬元臺幣，感恩衛福部與藥廠進一步協商降價，並且全數由健保給付，我們應當珍惜。

4. 如是因如是果 定期追蹤防C肝惡化

當忙碌告一段落之後，我趁著短暫的空檔翻出手機察看數則未讀取的訊息。發現他在幾個鐘頭前傳來一句話，將連日來壓在心中的大石化為一聲輕嘆：「**出來混，遲早要付出代價。**」

訊息很短，但看在我眼中卻是百感交集。

和他結識至今已經有十八個年頭，這段歲月足以讓一個嗷嗷待哺的嬰孩擁有自立能力，但他的人生卻一反常態，往令人不忍目睹的另一方走去——幾個月前，透過縝密的診斷、無數的檢查，即使不忍，我們仍得向他沉重宣告，原以為能拋諸腦後的舊疾又找上門來，而且這一回似乎打定主意不給他任何稍感安慰的機會。

是肝癌。

震驚的不只有他，也有我。

干擾素不見其效 ｜ 盼等新型藥物研發

回應了幾則其他人傳來的訊息之後，我將手機螢幕轉暗，收妥在側邊口袋裡。但過往的回憶，卻也在此時從記憶深處一幕幕的躍於眼前，提醒著我。我跟他的相遇是在 1992 年，那年他的髮根濃密，烏黑的髮中找不到一絲鬢白，臉上的紋路還未被歲月刻深，求診的主因是 C 型肝炎。

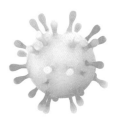

當時 C 型肝炎尚未有良好的藥方，只能透過干擾素碰碰運氣。

「我在監獄待了十幾年。」在替他做超音波時，望著他刺了滿身的龍與鳳，我的眼神肯定透露著好奇。他看見之後，絲毫不避諱的告訴我，自己的曾經有多麼的荒唐。

但無論他在道上做了哪些事，在我的面前，就只是一名患有 C 型肝炎的患者，我得替他在現有的治療方針中，找尋可望獲得治癒的方向。只可惜他的運氣似乎早已被年輕時的為非作歹給消磨殆盡，在他身上，干擾素始終不願揮動根除 C 型肝炎病毒的大刀。

日子一天天的過，他的生命意志異常堅強，甚至還等到了 C 肝全口服新藥的問世！ C 肝全口服新藥治癒率高達 97.5%，雖然數據令人振奮，然而剛上市的藥物卻相當昂貴，一顆藥價高達一千元美金，如果療程順利，前後少說得花上兩三百萬，這個價格自然也令許多患者為之退步。

2017 年 1 月，臺灣開啟國內 C 型肝炎防治新紀元，以專款專用的方式將此藥納入健保，但由於藥品昂貴，預算有限，為了避免浪費，因此給付對象有其條件限制，第一階段僅開放用於病毒基因型為第一型的慢性 C 型肝炎病人，且曾使用過干擾素併用口服抗病毒藥物雷巴威林（Ribavirin）治療失敗，而其肝纖維化程度要為 F3（中等程度）以上者。

翻閱他的病歷資料,我不得不遺憾的告訴他,他並不符合健保給付資格。如果要做抗病毒治療,必須得自費,粗估計算,至少要兩百五十萬元。

C 型肝炎篩檢、補助藥費報你知
C 肝及早治療,避免肝硬化、肝癌,主動篩檢才能遠離肝苦的人生。

免費肝炎篩檢

1 1996 年或以後出生滿 45 歲之民眾。

2 年滿 40 ～ 60 歲具原住民身分的民眾,可終身一次肝炎篩檢。

肝藥費由健保支出

1 C 肝篩檢呈陽性時,應儘快前往醫療院所就醫。

2 病患只要確認感染慢性 C 肝,不管有沒有肝纖維化,均可成為給藥對象。

如此高昂的價格,換來的是高達 97.5% 的治癒率,經濟條件寬裕的他聽了,毫不遲疑的給了我一個肯定的回覆,並且也相信,這一回他不會是那 2.5% 的失落患者。

我們很快就啟動他的療程,過程平順,沒有任何驚心膽顫的動盪,當療程結束之後,我開懷的告訴他,在他體內紮根十五年的 C 型肝炎病毒,已經陣亡得全然不剩。

當時，臺灣政府正喊出 C 肝全口服新藥給付條件不再設限，預計 2017 年元旦上路，意味著所有感染 C 型肝炎的患者，無須任何條件限制，皆可免費透過健保給付取得良藥。

我以為他聽了會震怒，但他反而豁達，臉上的笑容有著無病一身輕的爽快，「我以前壞事做太多、錢也賺太多，看來老天要我花這兩百五十萬，是為了要消去我過往的業障。」

聽他這麼說，我也笑了。在那一刻，我們兩人都相信，C 型肝炎就此暢快揮別，他已經能擺脫這長達數十年命運交纏的禁錮。

「我要離開現在這間醫院了，以後去的醫院離你住的地方遠。」我說，我早已經替他往後的治療做好準備，「我幫你轉診給另一個醫師看診，記得要定期回診追蹤。」

他笑著說好。而我則笑著與他揮手道別。

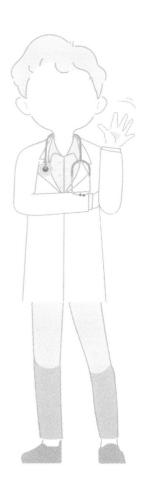

短暫的勝利│肝癌纏身

這個回憶就像陣寒風，吹得我瑟瑟發冷。幾個月前他又再度出現在我的眼前，此時距離那個相視而笑的場景，才過了不到三年的時間，這次我倆再相遇，橫亙在我們面前的疾病比過往更頑強，也更令人感到束手無策。

面對他罹患肝癌的結果，我比他都來得詫異。

「你有定期追蹤嗎？」我壓下了自己的震驚，只問了他這一句最輕描淡寫但意義深遠的問題。

他幾乎說不出話來，只是無力的搖搖頭。

目前在臺灣共計有六種型態的 C 型肝炎，即使從其中一種 C 型肝炎中脫身，倘若不愛惜自己的身體，無論是不規律的生活、把酒言歡、共用針頭，或是不正常性行為等，都有一定的機率再度被其他型態的 C 型肝炎糾纏。

聽我說著，他表面上力求平靜，但緊抿的唇洩露了他的不安。好一會兒他才坦白的告訴我，我宣告他治癒的那天當晚，他滿心開懷，足足灌下了十二瓶的烈酒；除此之外，固定四至六個月的追蹤回診，一次也沒出現在診間。

他爽約的，不只是醫師，還有他自己曾經想追求健康的承諾。

那晚，我心煩意亂，曾經的一場勝仗，如今卻僅剩殘兵敗將。一如過往心煩時，我將自己埋入《法華經》中，證嚴法師曾分享的

一段話，在眼前以文字顯現，「善惡之業既作，所成之報難逃，有如是因緣報，即有如是之果。」

如是因，如是果。一時的勝利並不代表永久，如今在 C 肝全口服新藥的協助之下，治癒 C 型肝炎不再窒礙難行，然而癒後仍得維持規律的生活，因為 C 肝反覆發炎，即使經抗病毒藥物清除病毒，長久發炎後纖維化仍存在，可能持續發生肝硬化，甚至肝炎，只是危險降低而已，因此必須得定期回診追蹤，才能讓健康的這場勝仗長長久久維持。

羅副小學堂　定期追蹤抗C肝

有份文獻記載著一場長達十年的研究，追蹤的五十二名從 C 型肝炎手中搶下治癒獎盃的患者，結果發現在十年之後，有一部分患者被另一種類型的 C 型肝炎纏身，有三名患者更直接走上肝癌末路。

癒後的追蹤至關重要，曾有一名病人在宣告 C 型肝炎痊癒幾年之後，在一次定期追蹤中發現肝臟有一顆三公分大的腫瘤，主治醫師緊急將腫瘤切除，日後病人回到生活常軌，活了好長的一段時間。文獻寫得有趣，表示這名病人年歲之長，為他開刀的兩名醫師都過世了，他仍然還活著。

5. 難行苦行 以身供養追尋幽門螺旋桿菌的科學家

　　報紙上斗大的標題以闇黑墨水印上「庸醫殺人」四字，隨著翻閱的動作，細如沙塵的碳粉隨之抖動，控訴著兩位醫師違背醫學常理，內文中的字字句句都懷持著拒絕信任的恐懼。考量社會輿論，撰文記者下筆已算是客氣有禮，在醫學界中，不乏有人唾棄的稱他們根本是徹徹底底的瘋子。

　　被指控的兩位醫師是同一家醫院的同事，其中一名是病理科醫師——羅賓・沃倫（Robin Warron），另一名則是腸胃科醫師——巴里・馬歇爾（Barry Marshall），他們的行醫日常一如其他醫師，認真又負責，輿論的控告以及醫界對他們質疑，來自於他們所發現的一隻細菌。只是當時無論他們發表多少文章，不僅無法說服當代有這隻細菌的存在，驗證過程的瘋狂，更加深了世人對他們的質疑。

長假過後｜細菌現身

　　這隻一度讓他們險些身敗名裂的細菌，是現今人們相當熟悉的幽門螺旋桿菌。今日幽門螺旋桿菌被歸類為第一類致癌物，無論是急性胃炎、胃癌、胃潰瘍或是十二指腸潰瘍都與它的存在有關，然而距今四十年前的醫學界可不這麼想。

當時醫學界普遍將潰瘍的發生指向胃酸過多、止痛藥的服用以及壓力過大所引起。因此常規的潰瘍治療方式，大多投以胃乳片，並建議患者減少服用止痛藥，如果可能，或許外出度假讓心情放鬆，也能有助於病情趨緩。

但是來自澳洲的馬歇爾與沃倫卻不認為如此，啟動他們亟欲推翻亙久不變思維的那一念，來自於沃倫在動物身上發現潰瘍，並在病理切片時看見了一隻未曾被世人定義的細菌。他與腸胃科醫師馬歇爾討論，兩人都一致認同，這隻細菌才是潰瘍發生的根源。

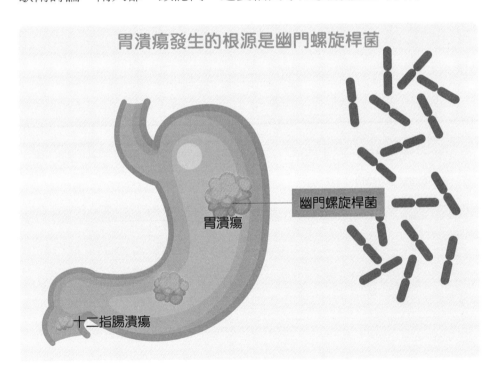

胃潰瘍發生的根源是幽門螺旋桿菌

幽門螺旋桿菌

胃潰瘍

十二指腸潰瘍

　　他們的假說被醫界無情的推翻，認為在充斥著胃酸之下，怎可能有細菌能在如此惡劣的環境之中存活？

　　外界的質疑聲浪並未將這兩名醫師給淹沒，他們選擇攀上名為堅定的浮木，始終相信自己的假說才是真理，為了讓象徵真理的大船得以航行，於是啟動了漫長的研究，求驗證的第一步，就是必須得將細菌在培養皿中培養出來。

　　起初，好運仍在遠方觀望，並未在第一時間選擇站在他們這邊，馬歇爾始終無法如願在培養皿中養出細菌來，失敗在他耳邊不停歌唱，壓力在他的心中層層向上堆疊，真理梗在喉間，上下不得，即使他深信自己的理論全然無誤。

　　1982 年復活節前夕，馬歇爾半帶些絕望的將從病人身上取到的體液塗在培養皿上之後，決定讓自己休個假，遠離實驗室，也讓自己的一雙眼從毫無動靜的培養皿移開，刁鑽的細菌彷彿像是長了眼，處處提防著他。

　　長假期間，他不是沒想到苦心經營的實驗，但在長假回來之後看見培養皿有了動靜，他興奮地告訴自己，研究成功了，那隻能回答一切的細菌就在眼前！

吞服病菌｜以身驗證

猶記一名來自史丹佛大學系主任在提及此故事時，不禁幽默的告訴台下學生：「你們有什麼事情總是做不好，那就去度個假吧！」

當馬歇爾分離出他們稱之為幽門螺旋桿菌的細菌之後，為了驗證此細菌才是引發潰瘍的元兇，於是他與沃倫展開一場特別的討論——該由誰先吃下細菌，以自己的身體進行實驗，驗證確實會得到潰瘍。

最後由沃倫膽大的接下挑戰，一週之後，他開始嘔吐，劇痛伴隨而來，他的胃正遭受前所未有的疼痛，馬歇爾趕緊為他進行切片，欣喜的發現果真是潰瘍在作祟，同時也發現幽門螺旋桿菌的蹤影！

沃倫病癒之後，轉而由馬歇爾吞服細菌，但他顯然幸運得多，兩週後才出現癥狀，但透過切片檢查，他們一樣找到潰瘍，也看見幽門螺旋桿菌的蹤跡，證實了幽門螺旋桿菌得以對抗胃酸，並在幽門處興風作浪。

他們的以身奉獻，不禁讓我想起《法華經》中藥王菩薩的難行能行，並言：「我難以神力供養於佛，不如以身供養。」馬歇爾與沃倫無疑是現代藥王菩薩的化身。

他們興奮地將研究發現寫成論文，投稿到澳洲腸胃科醫學會，但失望隨著退稿而來，對方婉轉的表示，由於該年受理的稿件眾多，因此不得不遺憾的退稿。然而兩位醫師並非眼盲，他們很快就觀察到，當年澳洲腸胃科醫學會僅收到 67 篇投稿，顯然退稿的原因在於根本不信任他們的研究成果。

他們二人有如在汪洋中為了爬梳真理，依舊匍匐前進，並進一步捨棄胃乳片等傳統醫療，為病人施予抗生素治療。

於是，報紙控告他們是「庸醫殺人」，業界對他們難以體諒，但隨著他們的患者一個接著一個迅速的恢復健康，漸漸得開始吸引部分頗具膽識的醫師，依循他們的療法治療自己深受潰瘍所苦的患者，而回饋這分大膽的，是一面面從病癒中重展的笑顏，他們更欣喜的發現，用抗生素治療還能大幅降低潰瘍復發率。

他們對胃炎以及胃潰瘍的特殊貢獻，獲得 2005 年諾貝爾醫學獎的肯定。當時所有不利於他們的評論迅速被漆上明亮的色彩，過往的種種控告成了失誤中的幽默，<u>那份曾直指他們「庸醫殺人」的報紙，一反先前的態度，大讚他們將潰瘍與幽門螺旋桿菌相連的成就，而醫學界也開始廣泛運用抗生素進行潰瘍治療。</u>

羅副小學堂　幽門螺旋桿菌命名由來

幽門螺旋桿菌存在於胃與十二指腸連接、一處被稱之胃幽門的地方，擁有六至八根的鞭毛，且外觀猶如桿狀，因此以其寄居部位、外型，為之命名。

6. 幸遇佛法 致敬幽門螺旋桿菌

佛陀曾在一次弘法時，問弟子們：「有隻壽命長達無量劫的盲龜，每一百年才能從海中探出頭來，而大海之中有一根鑽有孔洞的浮木，這隻眼盲的龜是否有可能遇到浮木，並且從孔洞探頭而出？」

底下雖是議論紛紛，但眾人的答案卻幾乎一致，大家都認為，這是一件幾乎不可能辦到的事情。然而佛陀的回答卻出乎眾人所想。他認為雖然盲龜跟浮木難以相遇，還是有可能遇見。

證嚴法師以此「一眼之龜值浮木孔」故事開示弟子，佛法難遇，因此得以躬逢其盛的我們是如此有幸。

身處當代，身扛腸胃科醫師的職責，我時常心懷感謝，自己有幸的不僅是遇見了佛法，同時也經歷幽門螺旋桿菌的被發現、研究的過程，這同樣也是一場難能可貴的醫學革命所換來的成果。

強酸環繞｜極惡環境中的細菌

當病理科醫師沃倫以及腸胃科醫師馬歇爾找到這隻細菌之後，科學家、醫師們開始前仆後繼的投入相關研究，致力破解幽門螺旋桿菌所未曾被發掘、破解的謎團。

　　多年前在美國讀書時有幸聆聽的那場精彩演說，那名講者同樣也是投身其中的一員，他將多年來投入奉獻自己生活與心力鑽研的成果與領悟，無私的在那場演說中大方與我們分享。

　　或許在醫學領域中，研究者往往擔心的不是他人的亟欲探究，而是面對相同病症時，同業的一無所知。

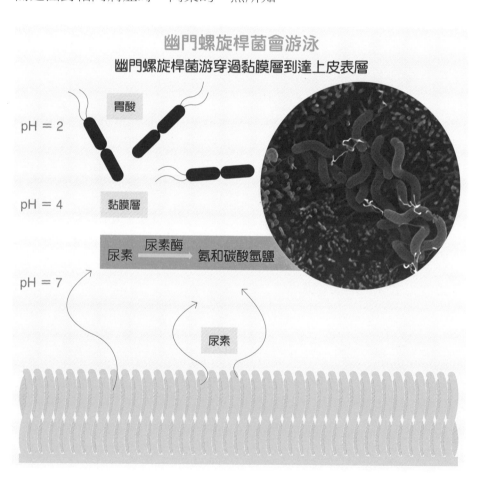

幽門螺旋桿菌會游泳
幽門螺旋桿菌游穿過黏膜層到達上皮表層

當演說在掌聲中落幕，我站起身來往講者的方向走去，想和他說上幾句話的人不少，等了一會兒，我才有機會覷得一個珍貴的空檔，與他對談。一開口，我獻上的是誠摯的佩服，「你做得這麼好、這麼有成就，真是不簡單！」

他笑臉盈盈的大方地接受我的讚歎，但隨即就讓謙遜漫步走入我們的對話之中，「今天能夠告訴你們的這一點發現，可是研究了幾十年才有的小小成果。」

緊接著，他拋來的下一段話，更是撞擊我心：「研究這隻細菌那麼多年，有時我會想，究竟是逐漸要透徹了解它的人類不簡單？還是說，不簡單的，其實是這隻細菌？」

這番話寓意深長，然而若是細細探究幽門螺旋桿菌所身處的環境以及它所能做到的，就不難理解他話中的反思從何而來。

起初，發現幽門螺旋桿菌的沃倫以及馬歇爾之所以在提出種種的研究成果後，仍不被醫學界肯定的原因，來自於一個幾乎難已被推翻的現實——胃裡的環境並不利細菌生存。

佛經曾言，這世界是五濁惡世，若是將這句話套用在胃裡頭的環境，就會發現一點也不違和。首當其衝迎面而來的「惡」，即是 PH 值介於 1.5 至 3.5 之間的

胃酸，如此強酸不僅能消化食物，同時也有足夠的能耐讓細菌化為無形；另一方面，胃的黏膜層下有血管、神經以及三層會蠕動的肌肉，要在波濤洶湧中安定下來，即使是投以大錨也難以如願。

因此科學家與醫學家普遍認為，胃裡頭不可能存在細菌。自大的人類很久之後才願意相信，幽門螺旋桿菌手中握有利器，只消輕輕旋身，就足以擾亂難以打破的定律，而且持有的武器還不只有一種而已。

獨特生存之道｜為生存想方設法

幽門螺旋桿菌的第一個武器是能夠分泌尿素酶，尿素酶會讓尿素化成氨，氨屬於鹼性，因此透過氨就足以完成酸鹼中和的工作；再者，它擁有六至八根鞭毛，讓它得以悠遊行動，游到酸度比較弱的幽門、胃及十二指腸接口處；而它的第三項武器則是自身細胞膜的醣蛋白，醣蛋白就像個橡皮糖，一旦吸附表皮細胞，就難以將它驅之別院，透過顯微鏡，我們得以看見幽門螺旋桿菌將三分之一的身軀吸附在表皮細胞上，其餘三分之二的軀體則自在飄游，像極了一條靠著岸，自在高歌的人魚。

而這個吸附的動作並非來自善意，幽門螺旋桿菌會陸續分泌兩種毒素，其中的 CagA 的作用即是離間胃壁細胞，讓自體細胞開始互相攻擊，而另一個 VagA 的毒素則讓在作戰現場疲於奔命的細胞漸漸泡沫化，最後成為被卸除抵禦武器的無用之徒。

幽門螺旋桿菌的強悍還不僅如此，即使沃倫及馬歇爾在一開始就找到對治它的方法，透過舉起抗生素的大旗，大舉殲滅這隻生來就驍勇作戰的細菌，抗生素起初確實達到奇效。

　　但多年之後，隨著幽門螺旋桿菌找到破解之法，莫約有 15% 的患者會產生抗藥性。

　　從沃倫及馬歇爾發現幽門螺旋桿菌至今，當代醫療無疑也正在走上快速發展的階段，然而坐擁知識與現代醫學科技的腸胃科醫師們遇上這隻細菌時，依舊一如以往的提心吊膽。

　　即使多數時候在面對它的時候，總是令我深感疲憊，但偶爾，我還是不禁會對幽門螺旋桿菌產生欽佩之心。

　　試想，在面對惡劣環境時，小小的一隻細菌猶仍想方設法找尋生存之道，那麼當生活中所帶來的無數挫折將我們的心打入煉獄時，身為人類的我們又何以絲毫不反抗的全然走向放棄呢？

　　有時這麼想想，勇敢就如牽牛花的藤蔓，緩緩的將沉下的心往海面的光明帶去，帶去找到海面上那根鑽有孔洞的浮木，並從佛法中開出象徵智慧的紫色喇叭花。

羅副小學堂　幽門螺旋桿菌所造成的大出血

　　幽門螺旋桿菌所擁有的眾多利器，會在腸胃黏膜上打出了醜惡的傷口，此時患者會因為這些潰瘍暴露在酸性的環境而感到疼痛不適；倘若未能即時治療，讓幽門螺旋桿菌進一步穿破黏膜下的血管，就可能引來大出血的危機。

7. 消化性潰瘍的啟發 知覺處非處智力

已經過了十分鐘了，出血依舊不止。內視鏡中心裡的儀器數據以及專業判斷在輕聲低語，安慰著我病人的生命徵象仍穩定，但經驗與所學也敲響鳴鳴之聲，提醒著樂觀只能短暫擁有，倘若出血再不止，病人恐怕將承受逐漸加劇的生命風險。

這逼得眾人不得不摒息以對的疾病，在醫學上稱之為「消化性潰瘍出血」，但私底下，我給了它「千面女郎」的封號，而我的學生則認為它更像是夜裡高掛天空的月亮，模樣多變。我們對它的形容，無非是來自於它千變萬化的症狀與難以捉摸的病程發展。

因人而異｜病程的非特異性

兩個月前，我的診間來了一名患者，雖然勉強能在攙扶下步入診間，但只要瞧見他一臉灰喪的臉色，即使不諳醫學的人都能從中解讀他必定是正在承受極大的痛苦。

當下我迅速為他做了基本的生理量測，發現他的心跳高達每分鐘一百多下！

「你得趕快到急診。」我邊說，一旁警覺性敏銳的護理師早已經起身開門，尋求在候診區值班的志工協助，請他們推來輪椅送患者到急診室去。

我認為，以這位伯伯現在的狀況，隨時都可能休克倒地。

或許是出自於羞赧，老人家提起最後一絲氣力拒絕我們的安排，陪同他前來的兒子見狀，也客氣的頻頻告訴我們，急診室不遠，他可以扶著父親走這段路過去。在他們的堅持下，我們也只能目送他們的背影緩緩朝著診間外走去。

沒過多久，壞消息就隨著電話鈴聲傳進耳邊，電話那頭的人告訴我們，老先生還沒來得及走到急診室，就暈厥過去了，正在急救當中。

老先生的病程來得又急又快，而讓他如此唐突倒下的病，在我的同事身上，卻有了全然不同的過程。

同事在發病時，沒有人意識到他體內的火山已經開始在噴濺象徵危險的灰燼，即使是身為一名長年在腸胃科服務、擁有醫療背景的他也渾然未覺。

好一段時間裡，只要走些路或是打個幾分鐘的球，他就開始微微發喘，但依運動強度而言，以前這點程度還只是運動前的開胃菜罷了，頂多只會讓身體微微發熱，不至於到讓他如此喘氣的地步。

我們一班同事笑話著說，他或許是體能變差了、工作太過疲憊了，結果在短短一個月之後，健康檢查報告上的數字卻令所有人陷入愕然——他的血色素掉到只剩下 8 gm/dL ！一般而言，成人男性的正常值應大於 13 gm/dL。

經過檢查，這才發現是消化潰瘍出血在作祟，和走到急診室半路就昏厥的老伯是一模一樣的病症。

消化性潰瘍的症狀具有「非特異性」，因人而異，有人出血時會感到腹部疼痛難耐，但有人卻一點感覺也沒有；有人是進食時會特別感到不舒服，但也有人卻恰恰相反，唯有進食才能緩解不適感。難纏的是，即使是同一個人發病，第一次罹患消化性潰瘍與第二次被此病找上，所產生的病徵也不盡相同。

消化性潰瘍的病徵不同，因人而異、因時而異，同樣也因「地」而異，根據潰瘍所處的部分而有所不同，倘若是靠近食道，就可能會吐血，若是接近十二指腸，就容易解出黑便。

醫療推進｜內視鏡療法提升治癒率

早年在內視鏡發明並廣泛運用之前，腸胃科醫師治療消化性潰瘍出血唯有一法，即是緊急為病人裝設鼻胃管，再灌入大量的冰水，學理上認為，將胃部清潔乾淨不只會降低噁心感，冰水也有收縮血管之效。

此法一直到我當上實習醫師時，仍被尊為消化性潰瘍治療的圭臬，即使當時我們都不怎麼喜歡這個方法，尤其是寒冷的冬天，一個晚上若來兩名此病的患者，我們就注定要徹夜未眠。

持續不斷的灌冰水不僅醫師辛苦，患者更是痛苦，令人為之嘆息的是，常常到了最後還是宣告無效，折騰了一整夜的實習醫師與患者

只得雙雙進到手術房，以開刀的方式解除彼此的危機。

《靜思法髓妙蓮華·序品第一》言：「知覺處非處智力。」意指佛能知覺道理，遍曉一切，而學佛也要懂得凡事需因人、因時、因地的道理，才是智慧的表現。

同樣的，為了止住消化性潰瘍出血的狀況，現今的腸胃科醫師在內視鏡的協助之下，在不劃開肚皮的狀況中，直探出血位置，清晰看見潰瘍大小、深淺以及出血狀況，再根據不同狀況，有效的以不同的因應措施進行治療。

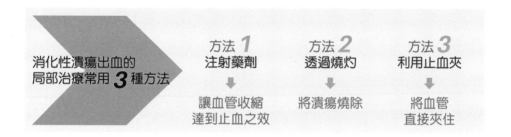

內視鏡剛問世時，老師將他所知所學一一傳授，當時跟在老師身邊，眼睛的閱覽經驗勝過實際為病人止血次數的我不禁好奇發問：「老師，止血的方法有那麼多種，你最喜歡用哪一種方法為病人止血？」

只見他回過頭來饒富趣味的看著我，忍著笑意說：「傻瓜，只要是對病人有用的方法，就用上吧！」

　　思緒回到眼前，眼前的出血還在不斷蔓延，模糊了醫療團隊的視野，但老師當年的那一番話選擇在此時從記憶深處探出頭來，提點著我必須加快動作，20 分鐘之後，我才終於鬆了一口氣，向現場的醫療團隊宣告成功止血。

　　雖然止血的過程前後加起來僅不過 30 分鐘，但走出內視鏡室時的我卻因為長時間的精神繃緊而感到疲憊不堪。

　　「老師，針對消化性潰瘍的止血，你最喜歡用哪一種方式？」學生問話的同時，期待真理的雙眼閃閃發亮。

　　我笑了，放鬆的笑了，「我把三個方法都用上了才止血，你覺得呢？」

羅副小學堂　消化性潰瘍

　　消化性潰瘍意指食道、胃、十二指腸等處的黏膜因為胃液的侵蝕而受傷，倘若觸及黏膜下方的血管導致破裂，即會引發滲血或是大出血的危機。內視鏡能透過影像準確診斷，同時也能透過針頭進行止血，成功率高，能大幅降低再次出血的發生率。

8. 一道瘻管的苦難 透視腸胃消化系統

在那面墓碑上，有著這麼一句話：「他的苦難，成就全人類。」

墓碑的主人名為亞歷克西斯‧聖馬丁（Alexis St. Martin），原本從事著運送動物皮草工作的他，人生應當平凡，然而 1822 年的一場意外，卻強制將他的生活硬生生的扭往另一個陌生的領域，他不僅與醫學緊密相連長達十年的時光，同時也為人類打開未知的胃腸消化領域鎖匙，即使他是百般的不願意。

意外的一槍｜意外的實驗

事情發生的時候，他才 19 歲，在美國密西根北部從事皮貨運輸工作。聖馬丁的日子相當單純，在汗水與勞動下奮力的靠自己的力量存活，但不幸的流彈卻偏偏找上了他，手執散彈槍的獵人失了準，將原本應該捕獲獸禽的機會，轉而擊入了亞歷克西斯‧聖馬丁的左側胸下方。

砰然一生巨響，伴隨著散彈的巨擊，聖馬丁倒臥在地，被散彈擊中之處有一個顯而易見的大窟窿，在鮮血淋漓之中，聞聲趕過來的人們赫然看見跑出了體外的一部分肺部、胃以及腸子，即使有人快步奔求醫師，也有人嘗試為他止血，還有善心的壯漢準備擔著他前往醫院治療，急救的悲天憫人在現場發酵，但眾人心裡卻不得不承認，以聖馬丁眼下的狀況，必定會在短時間內走向生命的盡頭。

即使死亡就在眼前，但人性最美好的那一面仍驅使著他們必須得做些什麼，第一位趕抵聖馬丁身邊的軍醫威廉・博蒙特（William Beaumont）也是如此，他窮盡自己的學識、技術與所學為聖馬丁執行手術，最後眾人的善心讓奇蹟降臨，聖馬丁離黑暗愈來愈遠，最後還奇蹟似的康復！

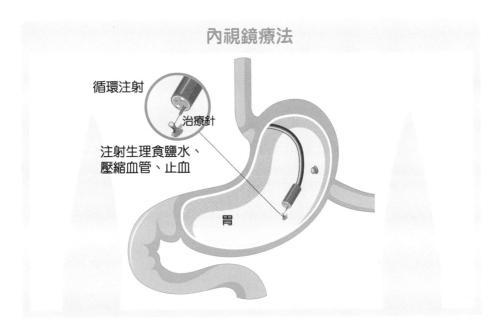

然而這場死神鐮刀下的驚險一役，在聖馬丁的身上留下永久無法抹去的痕跡，他的生命之線雖然被勉強的連接起來，但是槍傷處卻癒合不全，最後留下一個永久的瘻管。

這條瘻管直通胃部，讓聖馬丁吃下的食物，不時都會透過瘻管從側腹部流出。拖著這副不便的身軀，聖馬丁的生活處處不便，甚至也讓他暫時失去工作。重獲新生的他心情跌落谷底，然而為他診

治的博蒙特卻無比的欣喜。

　　他向聖馬丁提出建議：「我聘請你到我家來幫忙，附帶條件是，你必須讓我透過這個瘻管深入研究人類的腸胃消化系統。」

　　年輕的聖馬丁不作他想，很快就同意了這個看似條件優渥的工作，而這一個應允，也為他帶來長達十年的苦難歲月。

觀身不淨｜得解身體奧妙

　　博蒙特在這十年之間，不停的透過聖馬丁身上的瘻管做著各種實驗，他收集胃酸，研究胃酸在離開體外時是否仍能發揮消化食物的作用；他也將各式各樣的食物放入胃酸中，觀察胃酸逐漸將食物化為液態的過程，甚至他還大膽品嚐消化後的雞肉糜是什麼樣的味道，根據他所留下的紀錄，經胃酸消化後的雞肉，嚐起來有著淡而甜的滋味。

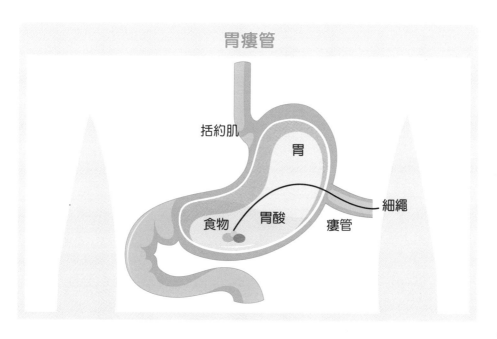

胃瘻管

括約肌　胃　細繩　食物　胃酸　瘻管

不僅如此，他也曾直接近身舔舐從瘻管流出的黏液，並記錄寫下：「用舌頭舔胃的黏液，在空無一物、未受刺激的狀態下，是感覺不出酸味的。」

隨著實驗不斷，博蒙特的嘗試更加瘋狂，一年感恩節，他甚至將桌上琳瑯滿目的食物，一道道透過瘻管放入聖馬丁的胃裡，再抽出觀察其消化的成果，這讓聖馬丁深感疲憊，但博蒙特甚至不顧聖馬丁身而為人的尊嚴，還放入了木頭、湯匙，就只為了想看看胃酸對這些物品能發揮什麼樣的效果。

幾次，在實驗過了頭時，聖馬丁就會逃跑，但最後卻又禁不起經濟的誘因，重新回到博蒙特的屋子裡，這場人體試驗長達十年，有被記載下來的實驗，高達兩百餘次，直到聖馬丁決心不再回到博蒙特的身邊為止。

雖然博蒙特腦中的實驗還沒做完，但這十年的觀察，足以讓他發表出一篇又一篇的研究，也讓人類對於體內的消化系統有了跨開步伐的理解，後來有人稱博蒙特是美國消化生理學之父，又說他是生理學的守護神，這些美稱有人接受了，但也有許多人知道他的研究過程，打從心底抗拒承認，我的老師即是其一，一次在課堂中，他直指博蒙特的殘忍，「至少他不是聖馬丁的守護神，對病人如此，實在不應該。」

佛典《三十七助道品》中，四念處之一的觀身不淨，意謂人類的身體並不乾淨，即使在健康時，天氣一熱就會流汗，若不沐浴，就會發出臭味，何況生病時，無論破皮、流血、化膿等，更是不清潔。

若說博蒙特的成就有其正面的探討，或許就是他透過「觀身不淨」，拼湊出醫學的待解之謎吧！然而無論如何，歷史更該感謝的，應該是聖馬丁，一如他的碑文所述：「**他的苦難，成就全人類。**」他當時那分承受被研究之苦，成了永傳後世的珍貴大禮。

羅副小學堂　瘻管

瘻管指的是兩個器官之間的不正常通道，若阻塞或細菌感染，就可能導致發炎。有些瘻管是後天形成，如因疾病或傷口癒合不全，有些瘻管，如「耳前瘻管」則源於先天性遺傳。

9. 尋求眞相的道路　糖尿病的發現

　　《法華經・化城喻品第七》言：「世間無有二乘，而得滅度，唯一佛乘得滅度耳。」意謂著世間上沒有其他的法能使人滅盡一切煩惱，唯有度己度人的大乘法，才能得到滅度。

　　佛典認為尋求滅盡煩惱唯有一方，然而真能知曉其理的人，除非有殊勝的因緣，否則並不容易。一如位居臺灣十大死因之一的糖尿病，回顧其發展史，在琳瑯滿目的推測與找尋中，人類足足歷經三千多年的時間，才終於得知致病原因與診斷方法。

面對消渴症｜望梅止渴治病

　　追溯東方華人世界對於糖尿病的理解與記載，最鮮明的一例即是隋朝的第二位皇帝楊廣，史稱隋煬帝。隋煬帝長年受一種莫名的怪病所苦，當時人們稱這種難解的惡疾為「消渴症」，其發病症狀不僅會口乾舌燥，不管喝幾公升的水仍不足以解渴，甚至會排出大量的尿液，如此惡性循環之下，患者面貌逐漸形枯骨立。

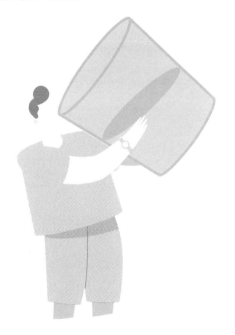

隋煬帝患病之後，找來了不少宮廷御醫，但每一位御醫都沒有辦法為他打開邁向治癒的大門，憤怒的皇帝於是斬殺無法替他治病的醫師，隨著一位位御醫有去無回，恐懼在醫團中升溫，直到莫君錫的出現。

這名醫師給了隋煬帝兩幅畫作為處方，一幅是雪景圖，期許隋煬帝能在雪景中靜下心來，再者是一幅梅林圖，結滿黃梅的畫作，讓隋煬帝觀畫時，有望梅止渴之效。

莫君錫的處方特異，但已經苦無辦法的隋煬帝也只能勉強嘗試，當時眾人都認為，莫君錫很快就會踏上那條有去無回的血路，殊不知一段時間過後，隋煬帝的病情竟有了顯而易見的好轉！

歷史的記載流傳至今日，在醫者眼中看來只覺得不可思議，以現代的醫學角度分析，更是不科學，因為我們深知，面對糖尿病，如此診治方法難以輕易鬆綁如此難纏的病症。

尋求真相之路｜坎坷難行

再將目光轉往西方，面對這個疾病，同樣也在各種奇特的治療方法中百般周旋。

西元前 1552 年，埃及醫師就發現頻尿是消瘦的關鍵症狀，但也僅止步於此，過了足足有一千年的歲月之後，西元 150 年左右，人類才又察覺到一些蛛絲馬跡。希臘醫師認為，肌肉與四肢愈來愈消瘦，是因為養分流失至尿液所引起，也發現螞蟻會靠近此類患者的尿液邊。

即使螞蟻這項線索出現，但當時的人們仍舊無法緊握破案的鑰匙，一如走入了線索分歧的迷宮，只消轉錯一個彎，就走向了與出口截然不同的方向，因此當代甚至提出了透過騎馬控制頻尿的荒謬解方，相信能藉此訓練骨盆肌，減少頻尿的機率。

直到西元 1000 年左右，人們才開始正視尿液中可能存有糖分，然而當時的科技與技術卻無法提供任何可靠的判別與診斷，於是西方人逐漸發展出一種獨特的行業，稱之為「試飲師（water testers）」，仰賴他們的味蕾品嚐，判定病人是否罹患糖尿病。

如此不可思議且不精準的方法，沿用長達八百年的歲月！直到快到十九世紀時，人類才取得正確的方法，首度從血液裡分離出糖分，也讓糖尿病的診斷得以走向正軌。

但是在血液中找尋糖分的這個過程，其實也並不順遂，一度醫界還認為，血糖會讓紅血球的形狀改變，因此有好長一段時間，醫師認為最可靠的診斷方法是將患者的血液滴在載玻片上，透過顯微鏡觀察紅血球的形狀進以判定。如此錯誤的方法過了好些時間，才被實證給大力推翻，沉落在人類歷史中最不起眼的角落。

1870 年法國醫師阿波利奈爾・鮑查達（Apollinaire Bouchardat）觀察到，透過飲食控制得以有效控制糖尿病，而後人們又花了將近五十年的時間，才進一步證實運動與飲食的相輔加成作用，能有效控制糖尿病。

1922 年由弗雷德里克‧格蘭特‧班廷（Frederick Grant Banting）研製人工胰島素。

此後人們得以以胰島素治療糖尿病，也讓幾千年來怪症得以落入人類的掌控之中，如此成就，讓世界衛生組織與國際糖尿病聯合會將班廷的生日定為聯合國糖尿病日。

如今看來最常見的慢性病，但在尋求糖尿病真相的這條道路，卻是崎嶇坎坷，東西方醫學、科學一路跌跌撞撞，在胰島素出現之後，足足又過了四十幾年之後才發明血糖試紙檢測儀，將糖尿病療程的最後一塊拼圖放上，而這一年，也已經是 1965 年了。

每當在讀起糖尿病的發展史，我總不由得輕聲感嘆，學佛過程是唯一佛乘得滅度，而糖尿病的真相其實一直以來也只有一個，只是真理難尋，活在能視糖尿病為可控慢性疾病的現代，我們是何其的幸運。

羅副小學堂　糖尿病

常見的糖尿病症狀包含口渴、頻尿、體重減輕、倦怠等，嚴重者更會引起各種併發症，如視網膜病變、骨質疏鬆、牙周病，甚至導致失能。罹病原因，除了是先天遺傳之外，長期高糖、高油的飲食，以及肥胖、睡眠不足等，都有可能被糖尿病纏身。

10. 有為法的推論 糖尿病診斷標準

糖尿病診斷標準歷經無數次的演變,從嚐尿液、顯微鏡檢查血液,直到 1965 年血糖試紙檢測儀發明之後,一切才有了確切的依循根據——當飯前血糖值低於 100mg/dL 時即為正常,倘若血糖值介於 100 至 125mg/dL 就為「前期糖尿病」,屬糖尿病的高危險群,而若數值若大於或等於 126mg/dL 時,則為糖尿病,需要及時就醫,接受進一步的檢查。

126mg/dL 是國際公認數值,然而這個非整數的數目字,究竟是怎麼被計算出來的呢?

世界通用標準│起源於便利計算

曾經科學界針對三群糖尿病好發族群進行進一步的研究與統計,試圖找出其罹患糖尿病的數值。研究中其中一群為美國印第安人,其飯前血糖值平均落在 120 至 123mg/dL 之間;第二個族群為南太平洋種族,飯前血糖值則平均為 126mg/dL,最後一群則以歐洲人為主,飯前血糖值平均是 121mg/dL。

三種族群的平均差異並不大,然而何以全世界都將標準的桂冠掛在 126mg/dL 上,以作為判斷糖尿病的標準?猶記在學生時期,試題上曾有過這一題,當我寫下回答時,心裡沒有太多的猶豫,甚至有些篤定,我認為必定是以最高數值作為最終抉擇。

原以為是毫無疑問的作答，最後卻讓我丟掉了足以令人心碎的分數。

在訂正的過程中，我這才明瞭，原來選擇 126mg/dl 並非是因為它是平均數據中的最高值，而是源於「便利」。只因糖尿病的分子量 1mmol/L 葡萄糖約等於 180mg/dl，若用 126 與 18 相除，正好等於 7，簡而言之，因為單位互換且可整除，才讓全世界一致認同以 126mg/dL ≥ 7.0mmol/L 作為標準數值的切點。

在佛法中，有一詞為「有為法」，意指人間原本沒有的，透過人花心思去設計而產生，即叫做「有為法」，126mg/dL 的認定，同樣也是一種「有為法」。

然而正也是因為如此，醫師們普遍也都認同，以單一標準來診斷糖尿病並不可靠，仍得有其他的檢查與數字一同進行判別，才能做出有利於患者的治療決策。

三項數據｜推斷併發症的可能發生

在 1923 年的文獻上，人類就發現糖尿病的形式不只有一種，有人在飯前的血糖數值就已經很高了，而有人則是在飯後才發現血糖飆升的情形，另一種危險族群則是無論何時，血糖數值都高得令人心驚。

因此科學家與醫學家們歷經多年的研究與數據分析，一步步的以「有為法」推測出幾個「危險數值」，進而作為極可能會引發併發症的判斷標準。

一般而言若飯前血糖 120mg/dL，飯後兩小時的血糖 200mg/dL，且再加上糖化血色素達 6.5％，≥ 48mmol/L，三項數值皆吻合的狀況下，患者罹患視網膜病變的機率將會大幅增加。

糖化血色素代表約三個月的平均血糖值，然而也曾有研究發現，同樣是糖化血色素 8% 的患者，有些患者血糖的浮動差異不大，但也有患者猶如波濤駭浪，數據波動劇烈，有時血糖會飆升到 400mg/dL，必須立即送往急診治療，有時血糖卻低到 50mg/dL 以下，隨時都可能因為低血糖而昏迷。

一如此類變異度愈高的患者，將來血管方面的併發症，如中風、心肌梗塞等，機率也會比一般患者高上許多。

糖尿病的診斷就像一幅散落四方的拼圖，難以用單一標準或是臨時測試的數據看清整幅畫的輪廓，歷代科學家與醫學家為求能達到精準治療，因此不斷的透過「有為法」，將一個個的數值給計算出來，讓我們後代的醫師得以有法可循。

羅副小學堂　連續監測血糖的優點

當患者來到醫院進行單次血糖檢查，其所得到的結果只是這陣子以來的「結果」，醫師無法瞭解患者每一天、不同時段的血糖狀況，在沒有健康大數據的支持之下，難以分析其血糖變異的程度與日常控制的狀況。

因此連續血糖偵測機（CGM）的研發問世，突破了長年以來的困窘。透過在針頭前端加裝葡萄糖感應器，並植入患者的皮下組織，每隔幾秒鐘就會自動進行量測，有助於醫師以此做為根據，進行診治判斷。

11. 糖化血色素 三個月的因果變化

在醫院裡，除了日常的忙碌，有那麼一些時候，同仁們也會在揮別一天的疲憊時，在下班時間靜下心來共同投入找尋放鬆身心的方法，「品經」即是其一。這些日子，讀到《妙法蓮華經·方便品》，其中一段經文令我特別有感，經文如此言：「如是因，如是緣，如是果，如是報，如是本末究竟。」

糖尿病患者們的日常與診療，無疑是此段經文的現實體現。

糖化血色素｜三個月的總成績

當糖尿病患者回診時，我們會請他現場量測血糖，再根據即時數據進行診斷。

他的量測數據很漂亮，飯前血糖是 90 mg/dL，飯後血糖也不過才 130 mg/dL，堪稱是糖尿病患者中最難能可貴的模範生。

面對如此完美的數據，我心裡自然是欣喜的，但一絲突如其來的不安逐漸擴散，想起學生時期師長的耳提面命，「你要記得，病人會討好你。」

於是我將內心原有的歡快收斂，反之開立了一張糖化血色素的檢驗單，請患者即刻進行採檢。

「什麼是糖化血色素？」拿著檢驗單，患者兩眼茫然，據他所

知，糖尿病的檢查無疑就是飯前血糖、飯後血糖，他也記得幾個重要的數字，例如最關鍵的 126mg/dL。手上這個全然未曾瞭解的檢驗對他而言，就像是晨間突如其來的小考，令他措手不及。

我打開手機裡的照片，期待以最簡單的方式告訴他何謂糖化血色素。「橘色的這顆代表我們的紅血球，周圍灰色的小點則代表葡萄糖。」

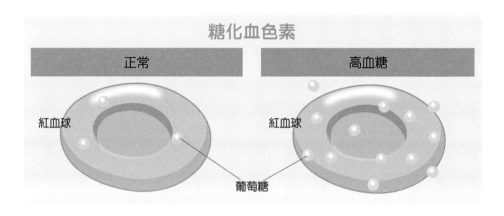

將圖片上橘與灰所代表的角色解釋清楚後，我進一步表示，在正常的情況之下，葡萄糖不會沾黏在紅血球上，但是當血液中的糖分比較高的時候，這些激增的葡萄糖就會像一隻隻螞蟻往紅血球靠攏，形成糖化血色素。

「正常人的糖化血色素平均是 4 至 6.5%，7% 也算標準，但若超過就代表血糖控制不佳。」我說話的同時，患者的神情沒有過多的波瀾，畢竟他今天飯前血糖與飯後血糖的數值都大聲歡唱著樂觀。

　　然而我緊接而來的一句話，讓他眼底的平靜開始閃爍起不安的紅光。我說：「紅血球的平均壽命是三個月，也就是說這項檢查可以知道你過往三個月的血糖控制情形。」

　　太太陪著他走出診間時，我心裡大抵有了個毫無根據卻又肯定的猜測，即使我希望這個猜測全然是我對他眼神那一瞬閃爍的過多想像。

　　他帶回來的數值，一如我心裡那最糟的預設。他的糖化血色素竟超過 8%，表示過往三個月來，他的血糖控制並不良好，稍早的飯前血糖與飯後血糖，應當是他為了回診而努力控制幾天飲食的假象，糖化血色素的數值選擇擲起無情的利刃狠狠戳破。

　　「種瓜得瓜，種豆得豆。」我的玩笑來自於我們長年的相處與熟悉，「來吧！告訴我，你這三個月都做了些什麼事？」

　　「四月清明的時候，吃多了一點……」患者的自圓其說還來不及表達完全，一旁的太太彷彿像是被撕開禁錮的膠條，滔滔不絕的接續抱怨，「他喔！一直都沒有戒酒，最誇張的時候從月亮出來喝到太陽升起，然後再喝到月亮降臨！」

　　太太幾乎沒讓自己喘氣，直到把想說的話說完，才重重的讓一口氣化作為抱怨的結尾，「他的血糖會高，一點也不意外！」

連續偵測一週｜重掌飲食規則

如是因，如是緣，如是果，如是報，如是本末究竟。人們的所作所為，不會因為時光的向前而被拋向歷史洪河，反之，它會留下，會發酵，會成為另一種樣子提醒著我們，自己曾做過了什麼。

像他這樣為了短暫取悅醫療體制的患者，嚴格說來並不少，但也並非所有血糖控制不佳的患者，都如此意志不堅，更多的是他們尚未找到與疾病共處的方式，尤其在飲食控制上，每一次回診的短暫衛教，並不足以讓他們準確辨別每一種食物的攝取量。

我們為這位先生申請安裝連續血糖偵測機，請他配合進行七天的偵測，這七天裡，我們會邀請他進入 LINE 的群組，群組裡除了有他自己、醫師、護理師，還有營養師，每一天，他必須要將每一餐的內容拍照上傳，由我們判別餐盤上的食物是否該個別增減。

我告訴他，他必須要多食用低升糖指數的食物，例如糙米、蔬菜等，並減少澱粉的攝取，尤其是他最愛的南瓜、地瓜等，也得格外的控制。

七天一眨眼就過去了，在彼此的積極配合與指導下，我們將連續血糖偵測機從他的身上撤除，然而這 7 天來身體力行的教學，讓他獲得了長久的食物攝取面向記憶。

三個月後，在控制飲食下，他的糖化血色素降到 7.1%，再過三個月，也有 6.9% 的成績，又過了三個月，6.7% 的漂亮數值讓我們都欣喜的露出笑容。當然，在如此積極的量測之下，他也同時戒了酒。

2020 年全年度，花蓮慈濟醫院總計為 147 位糖尿病患者裝設連續血糖偵測機，平均每一位患者在專業團隊協助飲食的調整與控制下，糖化血色素下降 0.8%。

不足 1% 的數值看起來似乎仍有進步的空間，然而若是以糖尿病常用藥的藥效進行評估，有些患者得吃到 2 顆藥才可以讓糖化血色素下降 1 至 1.5%，頂多也不超過 2%，如此看來，單是飲食控制就能讓糖化血色素降 0.8%，無疑也是一項令人欣慰的成就吧！

羅副小學堂　臺灣糖尿病現況

目前臺灣成年人中，每 10 人就有 1 位糖尿病患者，其中 65 歲以上，每 5 人就有 1 位，總計全臺約有 230 萬名第二型糖尿病患者，並約有 1 萬名為第一型糖尿病。可嘆的是，其中有四分之一的患者沒有接受治療，或不知道自己有糖尿病，接受胰島素的僅有 30 萬人。依照調查的數據看起來似乎平淡無奇，然而之於醫療現場與整體國民健康分析，無疑是一件嚴肅的公共衛生議題。

12. 做環保 人慢老

　　1990 年證嚴法師一句「用鼓掌的雙手做環保」，帶動起無數人推動守護大地的志願，如今慈濟環保志工遍佈全球 19 個國家地區，共計有一萬多個環保點、超過 11 萬位環保志工，為人間預約淨土。

　　2020 年適逢慈濟環保 30 週年，證嚴法師在一次與我們醫療志業同仁相聚時，提起環保志工劉正和師兄的故事。

　　這位投身環保行列的菩薩在來到環保站之前，早已被巴金森氏症纏身二十幾年，雖然遵照醫囑、長年仰賴藥物控制，但身體抖動的症狀以及逐漸退化的身體運動機能，依舊以緩步卻顯見的方式啃食著他的自尊，即使只是簡單舉起水杯的動作，也讓他耗費極大的心力，他內心明白，這還只是個起頭，這場病若真有心要奪去他所有行動能力，僅需彈指間的功夫。

　　面對生命前方那漫長的下坡路，他對生活的熱忱就像那張因病而逐漸僵硬的臉，點滴消散在每一聲的嘆息、每一次的抖動以及每一回翻倒水杯當下的氣惱，已經沒有任何懷抱希望的溫度。

　　這場人生看似就要一路走向最不樂見的幽暗狹道，但轉機卻在半路輕巧出現——慈濟志工帶他離開家，走入環保回收站。

環保似復健│恢復手腳能力

志工讓他從最不吃力的塑膠袋回收做起，雖然塑膠袋重量輕盈，然而當累積一定的量之後，依然還是得運用一些手臂的力量將之向下擠壓、壓縮，他見大家都忙，於是自己試著出點力氣，一次又一次，一天又一天，漸漸的他發現自己能出的力氣似乎愈來愈多，能提起的重量也愈來愈沉。

他已經記不起究竟是在什麼時候，自己不僅能一手提起四大袋的回收物，見到人時也能自在的提起嘴角露出笑容，甚至在喝水的時候，過往糾纏著他的肢體抖動也消失不見了。

法師轉述劉正和師兄告訴他的，說自己深深體會到，原來活著這一條命很有價值，可以為大地付出，讓他感覺活得很有尊嚴。

故事在此暫告一段落，由憂轉喜的情節讓現場聆聽的眾人都不由得露出欣慰的笑容。法師一雙溫柔的眼神對上我的眼，無預警的出了一道題，「做環保有益身體健康，羅副院長，你去查查文獻，看是不是有這樣的記載。」

離開精舍後，我將自己投入到文獻大海之中，然而無論我再怎麼找，至多也僅能查閱到身體功能好與慢老之間的正面效應，自古至今似乎未曾有人將做環保與身體功能之間的關聯做過任何研究與實證。

科學強調的是測量，無奈的是，由於劉正和師兄不在慈濟醫院就診，因此我們不但沒有他發病初期的斷層掃瞄，也沒有他現在的各種診斷依據。

「既然沒人做，那我們不如就自己做吧！」這一念來得並不唐突，更像是一種使命，亦是醫者面對疑惑時追根究柢的解方，欣慰的是，我的提議很快就獲得團隊一致的支持。

實驗證明｜環保有助身體機能活絡

我們的研究設計讓受試者一周到環保站三次，其中兩次投身環保回收工作，一次則做復健運動，每次兩小時，為期三個月。三個月後再進行身體活動功能的量測。

身體活動功能分有許多，其中科學界較共通共用的有四種，一是握力，其二則是走路速度，僅接著就是柔軟度與平衡能力。

當季節交替之時，也意味著長達三個月的研究即將揭曉最終的答案，我們發現受試者平均握力從 21.8 公斤進步到 23.4 公斤；走路速度也從 1.1 公尺／秒加快到 1.3 公尺／秒；平衡能力部分也普遍過關，最後在柔軟度的進展則更令人驚艷，我們以手尖碰腳尖的方式測量，有人甚至從原本碰不到腳尖的 -1.3 公分，進步到手尖超越腳尖的 +5 公分！

研究成果令人滿意，正當我興沖沖的向林欣榮院長報告這項研究成果時，他卻出乎意料之外的只給了我一句回應：「在環保站很多志工，可都是老人家。」

這句話看似沒頭沒尾，其中卻隱藏了最貼心的提醒，提點著我，這項研究起初只針對身體活動功能進行對比，卻沒有將年齡劃分區別。

於是我們再一次將近 30 位受試者依年齡分組，以 75 歲為分界，分析出來之後，我這才鬆一口氣——即使是 75 歲高齡的那一組人，每一項檢查也都有顯著的進步，這也證實了做環保對身體各項機能開始逐步退化的 75 歲以上老人家，依然能帶來有益身體活動功能之效。

證嚴法師常言：「要活就要動，動了就會活！」這場研究以科學實證支持著這句鼓勵的言語。

我們將研究化為文字，並投稿到知名的國際期刊《Archives of Gerontology and Geriatrics》（老年學與老年醫學檔案雜誌），期刊主編不僅收錄這篇文章，甚至更針對此篇文章撰寫社論，肯定的表示：「慈濟環保活動讓一個人從事有意義的活動，變成有價值的活動。」

主編一文，無疑也是在證嚴法師常說的：「老有所安，更有所用。」

羅副小學堂　有尊嚴的老人照護

一般養老中心或是老人照護大抵不外乎都是以照顧長者的身體狀況、三餐飽足為主，除此之外，英國與歐洲也開始強調，照顧長者不僅是讓他吃飽喝足或是帶團康活動讓他心情愉悅就好，更重要是要根據他的需求與喜好作個人化的照護設計。

老人照護從過往的生理安適到利己安排，看似有了極大的進展，然而證嚴法師認為，即使年歲漸長，但長者也能有利他的功能，因此對於投入高齡醫學的醫療團隊，時常貼心叮嚀：「你們一定要讓老人有功用，有尊嚴。」

13. 腦部垃圾變黃金 感受快樂的血清素

在慈濟的大家庭裡,每個人稱呼他的方法各不相同,師兄弟們稱他一聲大師兄,證嚴法師則常喚著他們初相識時稱呼的「紹惟」,法號為德慈,志工或是外賓們都以「慈師父」親切稱呼。

但慈師父在 2021 年 5 月 26 日的晚間 8 點 55 分之後,將永遠的變成回憶的片段,任我們再怎麼出聲輕喚,也無法再喚得他的回眸慈笑。他肉身離開的同時,雖然帶走了我們無數因不捨而落下的淚水,但同時那些曾與他相處的記憶,則清晰的一一浮現。

證嚴法師讚歎著表示,慈師父與慈濟人結的緣比他還來得深,因為大家見了慈師父,都能因為他的親切而有說有笑,反之來到法師面前,則不禁規矩嚴肅。

慈師父不僅是證嚴法師的大弟子,對內,以身作則帶領師兄弟,對外,勤勤懇懇以手作撐起志業的推行;晚年,他更投身命名為「陶慈坊」的陶藝坊,憑藉著細膩的雙手與藝術天分,做出了許多陶製藝術品,而其中最令我印象深刻的,莫過於「幽谷蘭花」。

「幽谷蘭花」是慈師父 87 歲時的創作,於該年的農曆年前完成,用來祝福全球慈濟人福慧雙修、平平安安。這件陶藝作品之所以令我印象深刻,除了其樸實典雅,還有完成前的一段小插曲。

原本,這是一個因拉胚失敗而即將被丟棄的無用之物。正當陶藝坊的師兄準備取走丟掉時,慈師父見狀,急急的出聲:「**師兄,您不要丟掉,可不可以拿給我,再讓我試試看?**」

　　沒有人真正知道慈師父究竟用了多少的時間、花費多少的心力，才為這個失敗的陶胚賦予嶄新的美麗生命，但這份美好的過程，已經被永遠的記在我們心中。

垃圾變黃金｜回收再利用

　　證嚴法師不只一次的說，慈師父是師兄弟們的好典範，在完成「幽谷蘭花」的過程中，慈師父無疑也是以行動落實了法師「垃圾變黃金」的提醒。

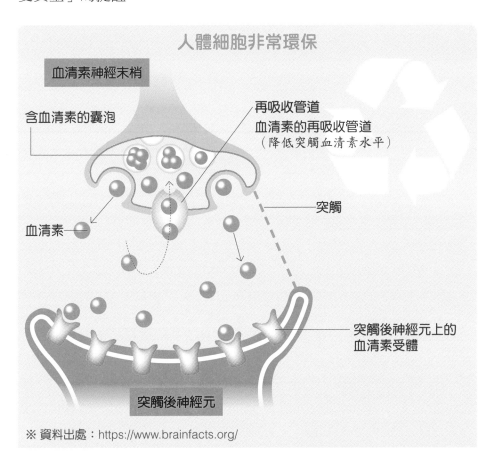

人體細胞非常環保

血清素神經末梢

含血清素的囊泡

再吸收管道
血清素的再吸收管道
（降低突觸血清素水平）

血清素

突觸

突觸後神經元上的
血清素受體

突觸後神經元

※ 資料出處：https://www.brainfacts.org/

「垃圾變黃金」聽來似是妄想，但是在慈師父的言行以及慈濟志業裡，卻處處得見落實綻放著芬芳，例如臺灣各地的環保站以資源回收支持著大愛電視臺的營運，馬來西亞的環保站更支撐起三間洗腎中心的運轉，供貧苦人得以免費洗腎。

回收再利用所成就的光明美好，其實源於本能，在人類的身體裡，也有同樣的運作模式，最鮮明的例子，就是血清素。

血清素是一種內分泌激素，其作用是能替人類帶來安定、快樂與幸福的感受，藉由神經系統的傳遞，將正面的情緒傳遞到腦部。

當血清素分泌之後，會沿著節前神經元一路往下走，並由節後神經元根據其帶電、大小與形狀分門別類，猶如一個個不同種類的資源回收桶般進行接收，進而發揮其效。

可貴的是，當血清素分泌過多，並未被接收的多餘血清素，最後會再由節前神經元的再吸收幫浦吸收回去，於需要的時候再度釋放使用。

每當憶起慈師父，心裡所帶來的溫暖感受，猶如血清素為人類所帶來的恩惠，其所帶來的正面情緒，更讓它得有「快樂激素」的別名，無論是慈師父的「幽谷蘭花」，又或者是全球慈濟環保站的資源回收工作，又或者是血清素的運作機轉，想來也無不都是《道德經》裡「無用之用，方為大用」的真實啟示。

羅副小學堂　**血清素與憂鬱**

　　血清素掌管著正面的情緒，那麼當血清素分泌不足或無法發揮作用時將會產生什麼樣的狀況呢？當神經受器未能接收到足夠的血清素時，就沒有辦法依行正常的神經傳導，因此就可能引起悲傷、焦慮或憂鬱等負面情緒的產生。

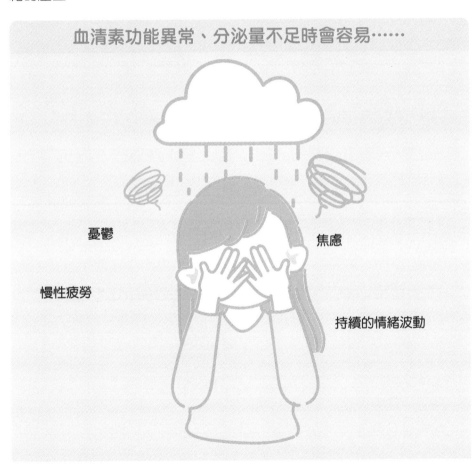

血清素功能異常、分泌量不足時會容易⋯⋯

憂鬱　　焦慮　　慢性疲勞　　持續的情緒波動

《卷二》
三德六味 好飲食

「三德六味,供佛及僧,法界有情,普同供養。若飯食時,當願眾生,禪悅為食,法喜充滿。」

蛋白質、醣類、脂肪三大營養素,蛋白質為其中最容易缺乏,有足夠的蛋白質才能長出肌肉,有肌肉才能行動敏捷不會退化。特別是維生素D的攝取,除了補鈣,記得每天晒晒太陽。

「健康五蔬果,疾病遠離我。」衛福部國健署提倡的飲食觀念簡單好記,全植物飲食,守護身心也呵護地球,營養需均衡,攝取各種維生素。飲食方式正確,健康就會跟著來。

14. 從木須麵到立百病毒的啟示　茹素護生

「要請你來演講還不簡單。」踏上新加坡土地還不到一小時，邀請我來演講的朋友一邊開車一邊笑著對我說：「一碗麵就可以把你給搞定！」我們正出發前往麵店的路上，對於即將端在我眼前的木須麵，光是透過想像，口中唾液不斷在分泌。

木須麵的作法大同小異，重點在於將蛋液炒散，均勻分佈在盤子裡，纏著麵體的，還有肉絲與各色時令蔬菜。由於散在上的雞蛋像極了桂花，而桂花又稱「木樨」，稍微將語速加快，木樨聽起來就像木須，木須麵因此得名。

熟知我的人，大抵都知悉我就愛這一味，在來到花蓮慈濟醫院工作之後，一位善於烹飪的師姊特地為了我煮了一道素食的木須麵，豐富的蔬菜配色，頓時讓慘白的麵條變得活潑起來，光是透過眼睛看，就足以挑起令人食指大動的口欲。

「羅醫師，你趕緊嚐嚐看。」師姊笑瞇瞇的眼神裡有著催促，當她將筷子遞到我眼前時，隨著她的動作飄來一股來自廚房的味道，這是屬於母親的味道。我舉筷的同時，她的提醒也輕輕從我頭上落下，「木須麵即使不加豬肉，也能非常美味。」

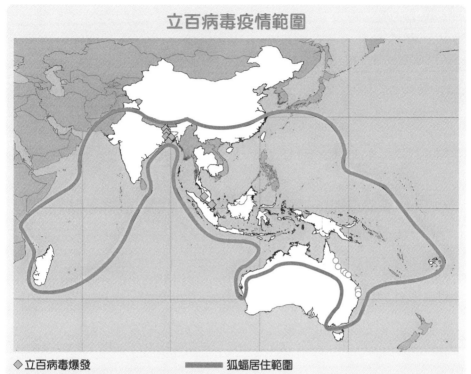

立百病毒疫情範圍

◇ 立百病毒爆發　　　　━━━━ 狐蝠居住範圍

※ 資料參考：https://upload.wikimedia.org/wikipedia/commons/9/9b/Hendra-distribution-map.jpg

高致死率｜起源難尋

　　接過筷子，我一口接著一口，令人心滿意足的幸福逐漸在我心口堆疊，在師姊的好手藝之下，即使少了豬肉，味道依舊極為可口，與過往吃過的木須麵幾乎不分軒輊。

　　邊吃，我想起了 1999 年下半年，發生在馬來西亞的一起傳染病事件。當時馬來西亞政府出動軍隊與警察，大舉撲殺豬隻，將全國三百多萬頭豬滅了大半，起因來自於一場致死率極高的怪病。

　　這場病發生在政府大舉撲殺豬隻的前一年夏天，像極了傾巢而出的蜂，以迅雷不及掩耳的速度在馬來西亞蔓延擴散，患者開始發燒、頭痛、抽筋，最後有高達百分之五十四的病人不敵這難纏的疾病而撒手人寰。

　　起初，人們根據發病狀況評估，以為是日本腦炎。馬來西亞隨即展開瘧蚊撲殺行動，並且擴大疫苗施打，然而無論他們為日本腦炎做了多少的預防措施，罹病與死亡人數卻彷彿遮住了雙眼，前仆後繼的陡直向上攀升。

畜牧場中 | 答案顯明

　　率先提出質疑的，是馬來亞大學的教授林世傑，這位病毒學家表示，日本腦炎致死率不應當如此之高，而另一個令人匪夷所思的，是他發現患病的人大多都是華人，不禁直呼：「天底下怎麼會有一隻病毒或是一隻蚊子那麼有辨別能力，竟然只咬華人而已？」

　　疑問就像一顆籃球，在球場上拋出之後，擁有與林世傑相同背景的專業人士不眠不休的上場尋找答案，最後由病毒學家蔡求明博士投進籃框，取得了得分的機會。

　　蔡求明博士發現，患病確實多為華人，但仔細分析這些華人的生活面貌，發現他們都有著共同的經濟背景——都與養豬產業相關，無論是畜養豬隻的牧場主人、員工，或是運載豬隻的運輸業者，又或者是宰殺豬隻的業者。據聞當時在距離養豬場幾英里外的地方，都能聽到從養豬場所傳來的咳嗽聲。

　　順著這些咳嗽聲，蔡求明博士進入到養豬場，除了失去主人而餓得發昏的豬隻之外，他也發現，畜牧業主為了增加經濟效益，因此在養豬場上方種植蓮霧，抬眼一看，果實上有不少蝙蝠正在駐足取食，而且邊吃邊把一部分的果實吐出，下方的豬隻欣喜的接收這些被蝙蝠吐出的果肉。

　　於是他心生一計，在果樹下方鋪上塑膠布，藉以收集蝙蝠的尿液與吐出的果實，再取回實驗室分析研究，果然就在這些排泄物與殘果中，找出了新型病毒，他以當地地名取名，將此病毒稱之為「立百病毒」。

　　隨著研究愈深入，人們對於立百病毒的瞭解也隨之豐厚，瞭解到立百病毒的自然宿主為蝙蝠，並藉由中間宿主如豬、羊、狗、馬等再傳給人類。

　　特別的是，在中間宿主豬的體內，病毒量會大幅增加，也因此造成了馬來西亞與鄰近地區國家長達一年多的傳染病浩劫。

　　立百病毒的發現，讓當地政府有了依據，進行一連串的撲殺行動，成千上萬的軍隊與警察戴上防護裝備與呼吸器，將一隻隻的豬朝死亡之谷推去，當這些因為人類口腹之欲而被生出並圈養的豬隻漸漸停止鼻息，這一波的傳染病情也逐步宣告止歇。

　　看著眼前少了豬肉絲的木須麵，想起師姊剛剛臉上的期待，與那句：「木須麵即使不加豬肉，也能非常美味。」我內心陡然升起無限的惆悵。

　　若人人都能「茹素護生」，其實人類能躲過的疫劫，將會比想像的還要多很多吧！

羅副小學堂　嚴重的立百病毒後遺症

　　早在馬來西亞爆發立百病毒疫情之前，1994 年於澳洲就有相同的傳染疾病發生，而後在人類揪出立百病毒，以及釐清傳染途徑之後，至今在部分國家仍不時會傳出疫情。

　　立百病毒感染初期症狀與流感相去無幾，但嚴重者可能在一至兩天內迅速進入昏迷，即使有幸獲得康復的機會，也可能會留下抽搐、人格改變等後遺症。

15. 靜思 解茹素謬誤

「你有吃素嗎？」面對身邊較為親近的朋友、患者，有時我會這麼問。得到的回應除了有肯定，自然也有飲食觀念不同的人與我分享不同的見解與看法。

有趣的是，不少的患者都會這麼回答我，「我的身體都那麼不好了，怎麼可以吃素？那會營養不良！」

茹素是一種友好自己也友好世界的選擇，然而卻時常被投以錯誤的偏見，其中以「營養不良」最為常見。其實無論是葷食或是素食，只要把握均衡飲食，自然就能掌握健康的鎖匙。

素食對於健康影響的研究相當普及，各國都有相關的文獻報告公開分享，針對素食者可能會有缺乏鈣質、維生素 D、蛋白質等，都各自提出不同的研究基礎，令人深感欣慰的是，這些琳瑯滿目的研究報告結語幾乎一致——面對以上三項的缺乏，均給予否定的答案。

找對食物｜輕鬆攝取

在鈣質的攝取上，不少人認為，從食物攝取過於麻煩，也僅粗略得知，牛奶與豆漿是最普遍的鈣質取得來源，但計算各自的鈣含量，要達到國民健康局規定每人每天都必須要攝取 1,200mg 的鈣，至少得喝 6 杯牛奶或是 24 杯豆漿，這些超乎想像的杯數，幾乎令人望之卻步。

101

因此不少人轉由依賴鈣片的服用，認為這會讓一切變得簡單得多。然而一般鈣片一顆平均擁有 200mg 的鈣，換算下來，一天必須吞服 6 片才能達到標準！另一方面，鈣片吃得多，隨之而來的就可能會陷入解便不順暢的窘境。

「其實從食物上攝取並不困難。」，對於鈣所帶來的課題，我時常告訴來請益的人，其實要攝取到足夠的含量，並不如想像中的困難，只要吃對食物，要取得足夠的鈣比想像中都要簡單得多。

透過營養師的計算，只要兩片生乳起司片就能簡單達標，若是全素者，也能改以兩勺黑芝麻取代，其他如豆類、深綠色蔬菜裡的鈣含量亦是不少，曾有患者誠懇的告訴我，他也曾考慮茹素，但因為有缺鈣的困擾，因此每天一定都得吃上一把小魚乾。

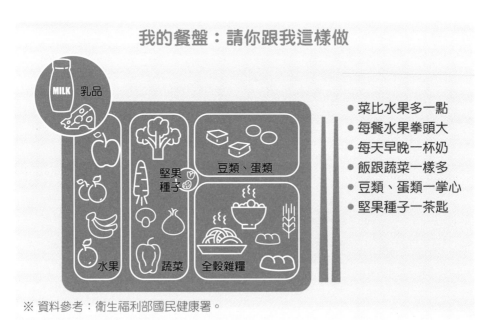

我的餐盤：請你跟我這樣做

乳品

堅果種子

豆類、蛋類

水果　蔬菜　全穀雜糧

- 菜比水果多一點
- 每餐水果拳頭大
- 每天早晚一杯奶
- 飯跟蔬菜一樣多
- 豆類、蛋類一掌心
- 堅果種子一茶匙

※ 資料參考：衛生福利部國民健康署。

我聽了，大笑出聲。這唐突的一笑，雖然沒讓對方感覺冒犯，但疑惑已經爬滿了整張臉。於是我不徐不疾的將笑意收斂，試圖以此讓接下來的字句更為清晰。

我告訴他：「你何不吃海菜呢？直接吃小魚在吃的食物，不是更直接嗎？何必如此迂迴。」

面對這段有些繞口令的話語，他想了好一會兒才領悟出其中道理，恍然大悟的神情驅趕了思考所帶來的嚴肅。他搔搔頭，不好意思的說：「說得對！我怎麼都沒想到呢？」

茹素者日常接觸的食物，大多都能攝取到鈣質，因此茹素會導致鈣質不足的誤解，說來實在冤枉。

同理，茹素者容易陷入缺乏蛋白質的窘境，亦是以訛傳訛所繪製成型的謬誤，茹素者經常食用的豆類製品，如豆腐、豆包等都含有豐富的蛋白質，1.3 塊的豆乾、半塊的田字型豆腐、2/3 個豆包或是一杯 190 毫升的豆漿或 240 毫升的鮮奶，都含有一份的蛋白質，倘若蛋白質不足，不應質疑是否來自於沒有食用肉類所導致，反倒該靜下心來思索，是不是根本就吃得不夠。

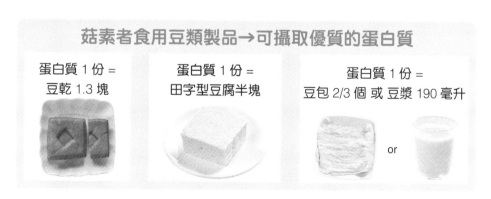

菇素者食用豆類製品→可攝取優質的蛋白質

蛋白質 1 份 =
豆乾 1.3 塊

蛋白質 1 份 =
田字型豆腐半塊

蛋白質 1 份 =
豆包 2/3 個 或 豆漿 190 毫升

or

蛋白質補充的份量，每個人都不盡相同，最簡易的方法即是以自身體重計算，一般成年人每 10 公斤就需要吃一份蛋白質，以一名體重 60 公斤的人而言，其平均每天必須攝取 6 份蛋白質才足夠；至於 65 歲以上的民眾，則建議每 7 公斤就需要吃一份蛋白質，以一名體重 60 公斤的人為例，其平均每天必須攝取 8.5 份蛋白質才足夠。

陽光活化｜維生素 D 的生成關鍵

在破除茹素者的鈣質與蛋白質攝取不足的迷思之後，維生素 D 的不足倒是有必須討論之處。

現在醫學科學廣泛討論的維生素 D，研究證實之於全身健康、抵抗力以及面對腫瘤都扮演著極其出色的要角，然而根據統計，全臺有 90％的人口都缺乏維生素 D，因此要刻意放大僅佔人口十分之一的茹素者的維生素 D 不足，似乎是過於牽強了。

維生素 D 的補充有兩種方式，一是直接服用維生素 D 的健康食品，再則透過食物攝取也能取得，其中黑木耳含量並不少，經太陽晒乾的乾香菇也豐富含量，然而有趣的是，現今的乾香菇大多由工廠以機器烘乾而成，這類的乾香菇維生素 D 含量並不多，然而解方並不困難，僅需將這些乾香菇平鋪在乾淨的容器上，再拿到有太陽的地方曝晒幾個鐘頭，乾香菇就能生成足夠的維生素 D 了！

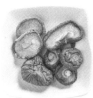

維生素 D 的取得看似不困難，然而之所以讓如此廣大的人口陷入不足的窘境，在於沒有讓體內的維生素 D「活化」。

進入人體的維生素 D 為非活性狀態，必須接受足夠的太陽光，才能讓它們化為活性狀態。然而太陽光的波長依時間而有所變化，根據研究，唯有在波長 290 ～ 315nm 的陽光，才有刺激轉換的能力，由於早上與下午的陽光為斜射，陽光經過大氣層的距離較長，唯有在接近正午的 11 點至下午 1 點的太陽光，才有合適的波長。

日晒時間無須過長，僅需 15 分鐘，前提是，必須要讓肌膚晒到陽光，且不得擦防晒產品。這對現今出門就做足防晒功夫的現代人而言，恐怕是得再花些時間適應。

在網路資源豐沛的現代，取得資訊已不再如過往那般費時費力，然而錯誤訊息的廣泛流通卻帶來更令人勞心費神的釐清，唯有靜思，在逐步的抽絲剝繭中，才能獲得寶貴的真理。

羅副小學堂　茹素的優點

在全世界前仆後繼投入茹素的相關研究中，茹素為身體健康所帶來的優勢並不少，不僅可以降低心臟血管疾病、減輕體重，對於糖尿病也能達到有效控制，此外在力抗大腸癌、乳癌以及攝護腺癌上，也都有相關的研究驗證。

16. 茹素為己利他 莫漏維生素B12

雖然投身醫療工作，但我對經濟學的興趣始終不曾從血液中消散過，至今我仍記得那本厚重的經濟學教科書上的幾個段落、幾篇章節，其中一句話，尤其珍藏，那句話譯成中文是這麼說的：「世界上沒有一件事情是全然的好，所有的事情來自於選擇。」

一日清晨，收到精舍師父傳來的晨語祝福，其中一句：「齋戒茹素不殺生，感恩尊重生命愛。」短短幾個字，令我心有所感，茹素所帶來的優點，為己也利他，如果緣分結得夠好，我也會請親近的家人朋友嘗試茹素。

然而誠如經濟學教科書上的文字，茹素來自於選擇，但並非意味著就是全然的好，自然也有其缺陷，最顯而易見的，即是可能導致維生素 B12 的攝取不足。

推素為志｜維生素 B12 的缺憾

賦予我生命的母親，在 2021 年時完成了她這一生所有的功課，雖然她以灑脫的姿態離去，但是羈絆與不捨卻仍然存留在世上的我們心中，若是要從喪親的悲傷中脫身，無非是身為人子最難修行的一項功課；母親的身後事在祝福聲中圓滿之後，我收拾起悲傷的碎片，埋藏起心中陣陣發疼的傷口，在喪假結束過後重回職場，此時我才發現，原來自己並非一無所有。

給予生命的母親雖然不在身邊了，但賜予慧命的母親依然在相同的位置上苦口婆心──證嚴法師透過他的身教、言教，仍猶如母親呵護我成長般，持續豐厚我的慧命。

母親離去的這一年，也是全世界被 COVID-19 給包圍籠罩的一年，面對大災教育，證嚴法師苦口婆心，勸世人茹素。此時，我才從母喪中找到了重振精神的力氣，恩師勸素，身為弟子的我更是責無旁貸，我告訴自己，推素的重責，必然得放在肩上，謹慎的向上扛起。

然而身為一名醫師，科學的精神在我心中早已紮下了深厚的根基，茹素的缺陷，我不能視之不見，維生素 B12 的缺乏，的確是茹素者終將會面臨的窘境。

翻開維生素 B12 的結構，即能從中發現，要能生成這項人體極其所需的元素，必須仰賴「鈷」進而合成，可惜的是，人體沒有這項元素，因此也就欠缺了自行合成維生素 B12 的機制，唯一解方，就是透過飲食中取得。

遠古以前，無論是西方的埃及，又或者是東方的中國，對治缺乏維生素 B12 所產生的貧血，皆有志一同的選擇以豬肝做為藥方。學生時期甫知道這件事情的時候，我甚至懷持著不可思議的驚嘆，問教授：「遠古時期也沒有所謂的生物化學，更別說醫學院，古人怎麼會知道用這個方法醫治貧血？」

老師的嘴角提起一抹笑，笑容裡沒有解答，只說：「難不成古人沒了這些知識，全都是笨蛋不成？」

這個未解開的謎團始終未曾從我心中拔根而起，然而答案似乎早已消散在繁星之中，無可尋覓。直到前些天研讀《無量義經》，經文中表示，只要是眾生，皆有智慧，我這才豁然開朗，智慧也是人的本性之一，也就不再糾結古人何以能解出如此複雜的原理了。

即使如此，我的心裡依然有一小部分抗拒著鬆綁，只因我發現，自古至今，似乎唯有透過攝取葷食，才有辦法補足維生素B12。因此我不斷在內心自問：「難道就沒有蔬食的維生素B12，能在人體內發揮其效嗎？」

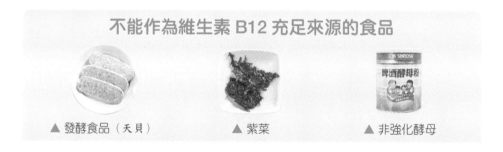

不能作為維生素 B12 充足來源的食品

▲ 發酵食品（天貝）　　　▲ 紫菜　　　▲ 非強化酵母

一如既往遇到困頓與疑惑，我將自己埋首在文獻中，期待真相能早日從眾多文字中引領我找到出口。

首先看到的，是 2016 年美國營養醫學會所發表的說明，表示要從發酵食品如天貝，或是螺旋藻、小球藻、糙米以及堅果這些被以為擁有維生素 B12 的食物中攝取甚難，而像是民間盛行一時的啤酒酵母，其含量也不多，一天甚至必須得服用 800 公克，才有可能達到每天建議基礎攝取量 2.4 微克。

不具活性｜難以發揮其效

美國營養醫學會在報告的最後，更鄭重表示植物性食物不能做為充足維生素 B12 的來源，源於研究發現，植物性食物來源的維生素 B12 不具有活性，唯有動物性食物來源才具有活性。

醫學上所謂的不具活性，意味著是類似或是假的，這份報告雖然沒有明說，但只要能理解其中意涵就會明白，它是在直指植物性食物來源的維生素 B12 來源並不可靠。

看完這份報告，我內心並不服氣，於是我又開始翻找百科全書，無奈的是，真理難以撼動，無論是哪一套百科全書，都以白紙黑字述說著維生素 B12 唯有在動物性食物裡才能得到。

除此之外，就連我在住院醫師時期以及現今的醫學枕邊書也都條理有序的表示，倘若是連雞蛋與牛奶都不吃的嚴格素食者，必會缺乏維生素 B12 ！甚至舉證全世界缺乏維生素 B12 的族群就是印度人，源於信奉印度教的他們長期茹素，研究分析，印度年輕人每兩人就有一人的維生素 B12 在不及格的邊緣。

此時，我內心的不服氣才終於屈服在這些字字句句的份量底下，尤其曾有學者提出即使少數如納豆這類的發酵食物，或是蘑菇、日本某些海菜擁有具活性的維生素 B12，但他也同意，其含量並不足以維持人體的健康。

幾日前，一名原本茹素的患者沉重的告訴我，他看了一篇相關的文章後，不得不做了恢復葷食的決定。

他想表達的是一個結局，並未是要徵詢我的同意或見解，但我還是開口這樣對他說：「你會為了要喝一口牛奶就去養一頭牛嗎？萬一那頭牛沒辦法擠出奶呢？」

我不希望他因小而失大，即使素食者難以從食物中獲取足夠的維生素 B12，並不意味者必須得放棄當初這份可貴的選擇，仍然有其他方法能協助茹素者獲取可靠且足夠的維生素 B12。

羅副小學堂　維生素B12常見缺乏的族群

根據美國國家醫學院（IOM）統計，凡是 50 歲以上的人，有將近 10 ～ 30% 的人因為胃酸分泌過少，難以吸收食物中的維生素 B12，因此無論飲食形式是素食或是葷食，建議 50 歲以上的人，必須得從其他來源補充維生素 B12，且每 5 年抽血檢驗一次，以維持良好的身體運作功能。

17. 維生素B12缺乏症狀 隨病授藥

聽說他們原本是一對恩愛的夫妻,只不過在我們初次見面的時候,場面過於混亂,我絲毫無法從他們緊張僵硬的互動中,找出任何足以證明他們有多麼深愛彼此的證據。

他們來到醫院,是被救護車送過來的,主要就診的那一方是先生,根據將他們接過來的救護員表示,男人似乎突然精神錯亂,沒顧及火車站大廳熙來人往,當眾就將褲子給脫了下來。

沒有人能勸服他,就連他的太太也是。救護員同情的瞟了那位仍沉浸在受驚與無地自容的女士一眼,小聲的說:「他太太說,他一向是個很紳士的人……。」

能讓一個人的性格產生如此驟變,甚至步伐也不穩,一般而言,或許是腦神經方面的疾病所引起。然而經過縝密的檢查以及層層的抽絲剝繭之後,結局卻令眾人都感到意外,導致他認知功能減損、步態不穩的主因,竟是來自於嚴重缺乏維生素 B12 所引起。

飲食與藥物｜雙重影響下的流失

住院那一段時間,雖然與病家的相處時間相當零碎,但這麼一些時間裡,已經足以讓我們深入瞭解他們的飲食與生活狀況,原來他們雖然沒有吃全素,但因為太太不喜歡吃肉,因此連帶著他們的飯桌上就顯少出現葷食。

說著，太太也不禁懷疑自己這陣子以來的身體異樣，是否也是來自於維生素 B12 的缺乏。

「我很喜歡游泳，每天都會去市立泳池游一個鐘頭。」挫敗的揉著自己的一雙腿，太太告訴我們：「因為有運動的習慣，我的體力一直以來都很不錯，但這陣子走路卻變得很吃力，時常也走不太穩。」

一口深長的氣，從她乾涸的心被吐了出來，悶悶的表示，或許也可能因為彼此身體都不太舒適，這陣子夫妻倆時常一言不合就大吵起來，過往的恩愛彷彿成了一幅美麗的畫作，被高掛在他們伸長手卻怎麼也勾不著的地方。

聽著，我們的動作沒有閒下，馬上協助她進行相關檢查。抽血的檢驗報告隔一天就送回到我們的這裡，顯示著她體內的維生素 B12 的存量已經快要乾涸見底。

同時我們也發現，這位太太患有糖尿病，長期服用常見的糖尿病藥物 Metformin。

原本阻擋在眼前的迷霧，此時被眾多的證據一一驅走，也讓我們的診斷得以完全。我告訴她，他們夫妻二人無論是身體的不適、情緒上的波動，全都是來自於維生素 B12 的不足。

「沒有從食物上取得足夠的維生素 B12 是原因之一。」我告訴她，讓她的維生素 B12 陷入貧瘠之境的，還有糖尿病處方用藥 Metformin，「這種藥只要服用超過 4 個月，就很容易缺乏維生素 B12。」

看著點滴一滴滴的將維生素 B12 透過血管輸入他們的體內，我請她安心，這不是難以治癒的疾病，只要將維生素 B12 補足，這些讓生活偏離原本幸福軌道的惡夢就會一一散去，過往的幸福時刻正在迷霧的前方，等待他們伸手擁抱。

對症下藥｜找尋適宜解方

維生素 B12 的不足，除了這對夫妻所顯現的症狀之外，也可能會有頭暈、眩暈以及嘴巴燒灼、四肢麻木、刺痛感等感覺異常，我還曾診治過一名患者，他顯現的病徵是萎縮性舌炎。

然而上述還只能算是輕症而已。

就在這對夫妻康復離院不久之後，那名年輕人幾乎是以癱瘓的狀態來到醫院，血液檢查報告則顯示他的維生素 B12 嚴重缺乏。

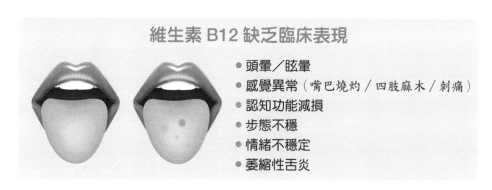

維生素 B12 缺乏臨床表現

- 頭暈／眩暈
- 感覺異常（嘴巴燒灼／四肢麻木／刺痛）
- 認知功能減損
- 步態不穩
- 情緒不穩定
- 萎縮性舌炎

維生素 B12 的缺乏，有幾種可能，其一是飲食攝取不足型，茹素者、高齡、酗酒都可能發生；而第二種類型的患者則屬於吸收不良型，長期使用特定藥物，如胃藥或是那位太太所吞服的糖尿病藥

方 Metformin，都會進而讓體內的維生素 B12 缺乏；第三類則為缺乏胃部內在因子者，如自體免疫者、基因缺陷、胃腸吸收不好，或曾進行胃腸切除手術導致胃腸吸收功能低下者。

從動物蛋白所攝取到的維生素 B12，在體內必須歷經多達十幾個關卡，如透過胃酸將維生素 B12 與蛋白質分開，再與其他受體結合以免於被胃酸破壞，再透過胰臟所分泌的酶將之獨立出來，並與另一個內在因子結合，運送到迴腸處吸收，再透過血管中抵達肝臟儲存。過程中只要有一個關卡出了些許差錯，就可能導致維生素 B12 的生成與吸收出現問題。

然而令我們匪夷所思的是，這位年輕的患者幾乎不符合所有維生素 B12 缺乏的條件，他的年紀僅 20 歲出頭，也不是一位全素者，更沒有藥物服用史、手術等干擾，但他的症狀卻落在嚴重維生素 B12 最不足的情境中。

嚴重者可能導致血液疾病，如大球性貧血，又或者其他神經疾病，如周邊神經疾病、認知能力減退或憂鬱、聽力減退或異常，以及最為可怕的亞急性合併脊髓退化症，這名年輕的患者，無疑正落入在亞急性合併脊髓退化症的深沉海域之中。

一度我們陷入瓶頸，遲遲無法揪出之所以導致他維生素 B12 不足的主兇。最後我不得不合理懷疑，面對我們的積極提問，他並沒有全盤且如實回答。

「年輕人，去到法院，你如果講真話，可能會被關起來，但不見得會死。」我坐在他的床邊，但並不打算與他促膝長談，因為以他目前危急的狀態，如果我們沒能找出主因以協助正確的判斷，他恐怕也沒太多的生命足以浪費，於是我選擇單刀直入，「但是在醫院，你必須得誠實，否則你可能會死，因為醫生是根據你的回答，做為診療判斷。」

令人欣慰的是，他聽懂了，經過好一會兒的內心掙扎，才怯怯的告訴我，朋友之間每回在舉辦派對時，為了炒熱氣氛，必會使用笑氣。

我沒讓譴責脫口而出，當下該做的，是積極的挽回。有了他的坦白，我們的療程最終得以順利進行。

即使都是維生素 B12 不足所引起的症狀，然而一如《無量義經》中所言：「分別病相，曉了藥性，隨病授藥，令眾樂服。」

針對不同類型的患者，我們必須給予不同的治療方法，例如針對飲食不足者，必須透過 1,000 至 2,000 微克的高劑量口服藥進行分段治療；而之於吸收不良型的患者，除了口服藥物的補充之外，也能藉由肌肉注射方式給予足量的維生素 B12。

一時的不足，僅需補充幾個月就可以達到治癒的效果，倘若是胃部切除者，就可能得一輩子與口服藥或注射藥物為伍。

　　無論如何，維生素 B12 的缺乏並非是全素者的專利，也並非是不癒之症，只要能發現並對症下藥，並且在 50 歲之後，每 5 年檢查一次，就能免於缺乏卻帶來的各種症狀侵擾。

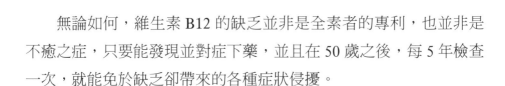

羅副小學堂　維生素B12缺乏標準

　　一般而言，維生素 B12 低於 200 pg/mL 即為缺乏，且會開始有症狀出現，而若低於 300pg/mL 則為不足，必須就醫，並投以對應治療，以免危及生命。

18. 智慧平齊明事理　補充維生素B12

　　他的身體狀況雖然還能安然生活，但仍得依約回診，以持續追蹤的方式確保身體機能尚在運轉的軌道上。與之長年共處的疾病沒將他的樂觀奪走，他的目光並不糾結在微微故障的零件，反之，對於能發現自己有部分比別人強壯之處，時常樂不可支的與人分享。

　　「我吃素已經 20 幾年了！」那天在例行檢查的過程中，他主動開啟了與檢查無關的話題，為了是緊接而來的那一句炫耀，「聽說吃素的人都會缺乏維生素 B12，但我從來沒有額外補充過營養劑，數值都很漂亮。」

　　為了佐證他的話，我將他歷年來的檢查數據調閱出來，發現他所言不假，也沒有過分的包裝，他的維生素 B12 檢查數據就像一顆才剛成熟的蘋果，飽滿而美麗。

　　只是眼前的數字，對比他所謂的二十幾年茹素的生活，其實我心裡陡然升起的，是一桶足以將樂觀淹沒的冰水，我認為，他所謂的茹素，絕非純素，如此推斷並非來自於毫無根據的推論，而是以他的年齡，加上純素長達二十幾年的時間，勢必會造成維生素 B12 的缺乏。

　　但是在當下，我並沒有將心中的這桶水向他灑去，維持患者高昂的鬥志，亦也是醫者在診間能夠給予的體貼與溫柔。反而選擇在日後的回診與談話之中，漸漸從他口中將事實拼湊完全，確定了他的茹素確實並非純素。

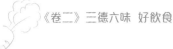

眾生平等 │ 多方攝取來源

世界衛生組織建議 18 歲以上的人一天應補充 2.4 微克的維生素 B12，然而根據多篇文獻的研究觀察，全素者一天所攝取的維生素 B12 僅有 0 到 0.9 微克，2.4 微克的目標，幾乎是遠在天邊。

然而翻開蔬食餐飲的營養指南，皆明確顯示多種<u>藻類、菇類都擁有豐富的維生素 B12，以 100 公克計算，海帶有 0.21 微克，白松茸有 0.15 微克，珊瑚菇有 0.2 微克，木耳也有 0.13 微克</u>。如此看來，茹素者要補充維生素 B12，其食物相當多元，而且取得也容易。

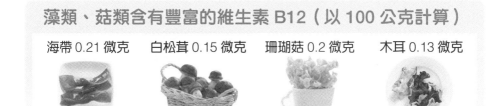

藻類、菇類含有豐富的維生素 B12（以 100 公克計算）

海帶 0.21 微克　　白松茸 0.15 微克　　珊瑚菇 0.2 微克　　木耳 0.13 微克

然而真是如此嗎？

我的學生時常幽默舉例，表示從植物中所攝取的維生素 B12 就像一位負心漢，原以為與他結為連理之後能過上富足的生活，卻沒想到對方是位不事生產的遊手好閒之人。

他們對從植物中所取得的維生素 B12 的譬喻非但沒有過分，反之相當精闢，正因為它們全都是非活性的維生素 B12，完全不具任何生理功能。眾多研究都肯定的表示，唯有自動物身上取得的維生素 B12，才是具有活性且可靠的來源。

然而正因為如此，人們就必須得開戒殺生嗎？

《法華經・信解品第四》有段經文是這麼述說的：「智慧明一切境界，事物體相分別智，悟解一切生物體，事理會合平等慧。」透過智的瞭解，慧的體悟，悟解一切生物體相，就會明白眾生皆是平等。

眾生既是平等，何以掠其性命，來成全自己的呢？世代的發達，讓補充維生素B12變得不再困難，即使沒有葷食，其實茹素者依舊可以在享受蔬食的美好中，同時也享有維生素B12的照護。

補充維生素B12有兩種方式，一是透過食物補充，對茹素者來說，強化酵母即是不錯的選擇，再者也能透過服用或注射補充劑補全，市售的維生素琳瑯滿目，也多含有一日足夠的攝取量。

循序漸進｜依醫囑服用

該如何服用或注射維生素B12補充劑，才是茹素者最該投入多方瞭解的關鍵。

曾有名患者進到診間裡來時，雙眼盈滿怨懟，還沒坐下，抱怨的話就開始不斷的傾巢而出，「你開給我的維生素一點效用也沒有，我吃了大半年的時間，抽血檢查報告驗出來還是沒有過關！」

檢驗報告單上的紅字刺痛了他的眼，這半年來，他每一天吞下的維生素，一顆顆都辜負了他的期待，而開給他這些補充劑的我，同樣也愧對他的信任。

我讓他盡情發洩，等他情緒稍微安穩時，才不徐不疾的問他：「你都是怎麼吃的？」

「你不是說一天要吃三顆？」看到我點點頭之後，他緊接著憤慨的說：「我一早起來就把三顆全都吞下去了，一天也沒漏掉！」

這個回答解釋了一切，但只對我，對於不諳藥品原理的他而言，目前的結果仍是一場錯付。

於是我耐心的向他解釋，一天三顆維生素必須分三餐服用，一如藥袋上的指示，一次也只能服用一顆。

「做事就是要乾脆。」他不服氣的辯解著說：「不管怎麼吃，不都是吃了三顆的量嗎？」

我搖搖頭，耐心沒有從這個左右晃動中溜走半分。「不是吃下去就能百分之百被吸收，吃得愈多，能被吸收得就愈少，所以一定得循序漸進，每一次的間隔至少要有 4 至 6 個鐘頭。」

單次口服量越高，吸收率越差

維生素 B12 口服單一劑量的吸收量

1μg	0.56μg（56%）
10μg	1.6μg（16%）
50μg	1.5μg（3%）
500μg	9.7μg（2%）
1000μg	～ 13μg（1.3%）

什麼時候吃效果最好？→飯前吃

我告訴他，不僅口服是如此，注射同樣也是，「一次打 10 微克進去，有 97％會被吸收，但如果一次打 1,000 微克進人體，卻只有 15％會被吸收，所以即使是用注射的，我們也都得分開一次、一次的慢慢打入體內，效率才較高。」

隨著我一句句的說，我得以明顯的感受到眼前高張的怒氣正在逐漸冷卻，取而代之的，是未能遵從醫囑服藥所升起的羞赧，他不好意思的對我說：「原來是這樣，我知道了，這次你再開藥給我，我不會再這麼急性子了。」

原本一觸即發的情緒，在他離去時早已換上了和平分別的樣貌，他向我道了謝，這回合的診療也即將宣告結束，但我仍不忘要將話給說完：「記得，要在餐前 30 分鐘服用最有效，若是吞下去後就馬上吃飯，效果就可能大打折扣。」

他向我揮揮手，意味著他知道了。此時，我這才將那一口憋了許久的委屈隨著慢慢的吐氣排出體外，深深呼吸，期待隨著氧氣灌進胸腔，期待半年後再見，他帶來的會是一張沒有紅字的檢驗報告。

羅副小學堂　飯前服用B群效果佳

維生素 B12 屬於水溶性維生素，只要搭配溫水服下，很容易就能溶解於水中並被吸收，在餐前 30 分鐘或是空腹時攝取，效果最好，餐後服用反而可能會被食物干擾而降低其效。

19. 維生素D的發現史

　　它就像個隱姓埋名的旅人，悄然無聲的在人體中佔有一席之地，好長一段時間，人類始終沒有察覺到它的存在，即使它對人體所產生的重要性是如此的不可或缺。

　　它，是維生素 D，屬脂溶性維生素，顧名思義可溶於油脂中，卻不易溶於水。之於人類，對骨頭健康有著不容忽視的影響，因此有其別名為「骨骼維生素」，除此之外，近來相關研究也顯示，維生素 D 之於乳癌、攝護腺癌、大腸癌以及自體免疫相關疾病等，也有一定的影響力。

佝僂症｜世紀謎團

　　1950 年代以前人們對維生素 D 幾乎一無所知，它的存在所影響的一切都是一個個待解的謎團，在無數個年代中，讓醫界、學界、投身研究的專家都遁入了伸手不見五指的黑暗之中。

　　其中最顯而易見的例子，即是英國工業革命之後，罹患佝僂症的孩童人數以毫無預警的姿態陡然的直線上升，然而當代卻始終找不出主要病因。

　　罹患佝僂症的孩童隨著體重增加，那一雙

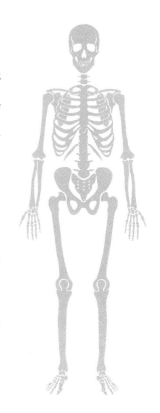

被稱為 O 型腿的膝外翻症狀就愈是明顯，不僅會步履不穩、生長遲緩、身材矮小，嚴重者更容易導致骨折。

佝僂症的出現，在古中國、古羅馬時期即有記載，然而即使到了工業革命的年代，人類在從文明的進展中大步跨前之際，依舊無從得知之所以罹患佝僂症的主因。

當時英國學者提出合理懷疑，由於工業革命大量使用煤炭，導致天空煙霧瀰漫，陽光難以照拂大地，因此才會讓佝僂症的孩童變得愈來愈多。然而此時的學者猶如瞎子摸象，即使已經碰觸到關鍵核心，依舊看不清全貌，最終他們不得不放棄，只能勉強將此症怪罪於工業革命，將之稱為「工業革命的疾病」。

而後隨著年代不斷向前，人們依舊無法跳脫框架，只能看見片段碎片。一如 1822 年的波蘭醫師提出疑惑，質疑佝僂症何以只存在都市裡頭？1900 年美國東北部以及北歐地區甚至有高達 80% 的孩子有輕重不一的相關症狀，人們直覺與太陽有關，因此將此症取名為「看天吃飯」。

然而這番理論很快就被推翻，只因太陽的照拂若擁有如此難以撼動的決定權，那麼有半年在永夜中生活的愛斯基摩人又何能全然逃脫佝僂症的侵害？

這個新的疑問，直到後來維生素 D 被發現，才終於有了令人滿意的解答──愛斯基摩人的生活飲食，包含鮭魚、海豹以及北極熊的肝臟內，都擁有豐富的維生素 D。

研究不止歇｜新的謎題誕生

對於佝僂症的研究，即使過程中挫折不斷，人們也未曾想過放棄，醫學家、研究家無不前仆後繼的期望能成為找到解開大鎖的那一個幸運者。

1914 年美國研究人員在魚肝油中發現了維生素 A，而當時的一名英國醫師也進而發現，在飲食中加入魚肝油的狗，不會有佝僂症的問題，因此他合理推斷，維生素 A 是預防佝僂症的關鍵。

如此看似完整的推論到 1922 年才被推翻，當時在魚肝油發現維生素 A 的研究人員之一的生化學家艾爾默‧馬可輪（Elmer McCollum，1879 ～ 1967）發現，改良後的魚肝油雖然維生素 A 被破壞了，但卻可以治癒佝僂症，深入找尋後，他發現了維生素 D 的存在。

維生素 D 被發現，如同清晨的朝陽，驅散了多年來始終揮之不去的霧霾，驅使著人類跨開步伐邁向真理，1945 年人們才終於瞭解到，要解決佝僂症的問題，關鍵在於紫外線，無論是陽光，或是經過紫外線照射過的食物，再加上一種維生素 D 這種脂溶性物質，不僅能有效治療此症，更能達到預防之效。

維生素 D 的生成關鍵有二，一是古人早已發現的陽光，太陽光擁有把皮膚底下的維生素 D 前驅物轉換成維生素 D 的能力，因此有人又暱稱維生素 D 為「陽光維生素」。

藉由陽光所生成的維生素 D 能作用在副甲狀腺，以調整體內的鈣與磷，亦能促進腸道對鈣的吸收，讓血液中的鈣含量充足，人體就不會將骨頭中的鈣取出利用，進而減少骨質疏鬆的症狀產生。

而維生素 D 第二個生成之法，即是透過飲食中攝取，1960 年代晚期，就有廠商發明維生素 D 的強化食物，並將此加入在豆漿、果汁以及嬰兒配方奶粉中，進而解決缺乏維生素 D 的問題。

維生素 D 的現身並沒有讓學者們停下研究的腳步，反之發展更為多元，其中有部分研究篇章就嚴肅的表示，素食者的飲食習慣，將嚴重影響體內維生素 D 的含量。

對於以此來向我請益的朋友，我總是能以其他的研究數據輕而易舉的為此撥亂反正。

根據研究統計，加拿大有三分之二的人口缺乏維生素 D，反觀亞洲，中國也有高達 73% 至 98% 的孕婦同樣陷入不足之境，而臺灣維生素 D 不足的人口，至少 80% 以上。

將統計數據一一述說之後，我不得反問：「難道這麼多人，都是茹素者嗎？」顯而易見，答案是否定的。或許可以說，維生素 D 的缺乏其實是一場流行於全球的疾病。

《無量義經》有一段話如此言道：「當知此經，文理真正，尊無過上，三世諸佛之所守護，無有眾魔群道得入，不為一切邪見生死之所壞敗。」意謂若能對無量義法門透徹了解，自然能

　　將生死置之度外；不為生死而執著，自然可以發出勇猛的精神，堅定信念，不被一切邪見及世間生死無常所破壞、影響。

　　同理，若我們能對維生素 D 有更深入且正確的理解，那麼我們將不會淪為以訛傳訛的其中一份子，讓錯誤的訊息與謬思持續傳遞。

羅副小學堂　維生素D的攝取建議

　　有鑑於臺灣有超過八成以上的人口缺乏維生素 D，因此臺灣的國人膳食營養建議攝取（DRIs）於 2020 年進行修訂，根據最新版本建議，維生素 D 足夠攝取量（AI）約 10 微克（400IU），而 50 歲以上要加強到 15 微克（600IU）；另外提醒，維生素 D 的上限攝取量，1 歲之前為 25 微克（1000IU），1 歲後則是 50 微克（2000IU）。

20. 自我盤點 維生素D的攝取

　　她或許從來沒有想過，有這麼一天會因為子女的孝順而中毒，醫師告訴她，會盡可能的緩和她體內的毒素，然而醫療也可能遇上百分之一、二的壞運氣，如果運氣差一點，她可能得終身洗腎，但至少她來得還算早，如果再晚點就醫，或許連命都要沒了。

　　醫療團隊告訴她，讓她中毒的原因是維生素 D 的過量，追根究柢，子女分別給他的保健食品中，多數都含有維生素 D。

　　她訝異極了，直呼：「維生素 D 不是有益身體的維生素嗎？」

　　「是這麼說沒錯，但過與不及都可能對人體造成傷害。」主治醫師無奈的告訴她，「確切來說，你是因為維生素 D3 的過量才中毒的。」

小小維生素｜擁有大學問

　　維生素 D 來源之一是透過太陽光將把皮膚底下的維生素 D 前驅物進一步轉換成維生素 D，然而也正是因為陽光，維生素 D 的安全攝取量始終都存在著爭議。

　　曾有位缺乏維生素 D 的患者問我：「我每天都有晒太陽，怎麼還是會缺乏維生素 D 呢？」

他的神情是不解的。他自認生活嚴謹，也樂於走出戶外，面對檢查報告回饋的紅字，感覺相當委屈。望著眼前的他，我也只能盡可能讓語氣裡的安慰多一些，「晒太陽其實是有學問的。」

唯有在波長 290 至 315nm 的陽光，才有刺激轉換的能力，以臺灣的地理環位置，必須是接近正午的 11 點至下午 1 點的太陽光才擁有足夠的波長。晒太陽的次數約一週三次，每一次約 5 至 30 分鐘不等，依據陽光強度而有所調整。

維生素 D 來源

來源	重點整理
1 日晒	晒太陽 15 ～ 20 分鐘
2 食物	天然：木耳、蛋、日晒過香菇 強化：牛奶、穀物、植物奶
3 補充劑	D2、D3

※ 資料出處：臺灣素食營養學會

然而正也因為全球各地所擁有的光照時間、波長不一，因此難以設定標準值。所幸，醫界對於攝取上限仍有共識，原則上以一天不超過 4,000 微克為主。

患者聽我如此解釋，原本糾結的神情才緩緩的鬆開來，就在終將恍然大悟時，隨之又飄來疑惑，「但中午陽光那麼炙熱，會晒到受傷吧！」

「既然太陽不晒人，那就晒食物吧！」我告訴他，尤其是經過太陽光晒過的香菇，連續晒兩天，每天晒 6 個鐘頭，原本 100 公克僅有 100 微克的乾香菇，其維生素 D 會在短短的兩天內激增近 12 倍！

不待他提問，我很快就將他緊接而來可能的問題一一解答，「晒過太陽的香菇，平均每 100 公克會有 1,045 微克的維生素 D，一天的攝取量大約是 42 至 60 公克的乾香菇，大約是 3 大朵的份量。」

除了晒過太陽的乾香菇之外，自然也有其他天然的食物擁有豐厚的維生素 D，其中晒乾的黑木耳也是不錯的選擇，根據花蓮慈濟醫院營養師的計算，約 12 至 18 公克的乾木耳，泡開後約八分滿碗的量，就有 3,416 微克，輕易的就能達到足夠的攝取量。

天然食物

食物	食物特性	維生素 D2	吃多少
1	生的、乾燥	3416 IU/100g	乾木耳：12g ～ 18g 復水後：50g ～ 70g （約 8 分滿碗）
2	日晒／紫外線照射（UVB）處理	1045 IU/100g	乾香菇：42g ～ 60g 發泡菇：168g ～ 240g （約 3 大朵）

※ 資料來源：1. https://www.mext.go.jp/a_menu/syokuhinseibun/1411578_00001.html
2. Foodstandards Australia New Zealand
https://www.foodstandards.gov.au/science/monitoringnutrients/afcd/Pages/fooddetails.aspx?PFKID=F005949

補充劑使用｜需謹慎盤點

　　除了經由太陽、攝取食物獲得維生素 D，如今也能透過滴劑、藥錠或是針劑補充，然而其使用方法必須相當斟酌，稍有不當，就可能像那位險些就要終生洗腎的婦人，或是那些經常在門診中向我抱怨補充劑一點也不可靠、完全沒有發揮效用的患者。

　　讓他們深陷過與不及兩相極端苦楚的，來自於他們沒有「自我盤點」。證嚴法師勉勵弟子，日日要自我盤點生命的價值，在醫學上何嘗不也應該如此？在沒有經過抽血檢驗、全然不曉得自己體內的維生素 D 是否充足，並且也沒有與醫師討論自己的身體狀況之下，就貿然補充維生素 D，輕者白忙一場，重則得緊急醫治，實在得不償失。

　　皮膚經過照射之後，維生素 D 就會變成膽鈣醇，隨後經過肝臟，成為骨化二醇，之後再經過腎臟，則變身骨化三醇，無論是膽鈣醇、骨化二醇或是骨化三醇，統稱皆為維生素 D，然而實質上又不太相同，必須得根據血液檢驗協助判斷缺乏何種維生素 D，再進而補充。

　　由於維生素 D 屬脂溶性維生素，必須仰賴膽汁包覆運送，因此割取膽囊、接受減肥手術而將食道直接接往十二指腸的患者，必然會缺乏膽鈣醇，終其一生都得透過針劑、滴劑或藥錠補充。

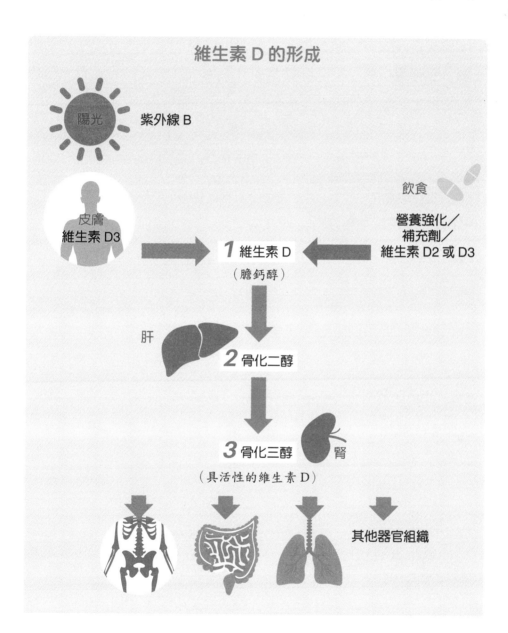

維生素 D 的形成

倘若是<u>肝臟有問題的患者</u>，則要以針劑或藥錠的方式補充骨化二醇；而<u>腎臟疾病、甲狀腺異常或有服用抗癲癇藥物的患者</u>，則缺乏的是骨化三醇，目前可以補充的方式有針劑與藥錠。

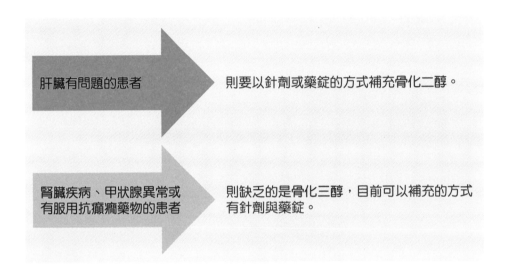

D2 與 D3 的比較 | 關鍵在於不過量

除了佝僂症之外，維生素 D 不足者，可能會導致情緒焦慮、肌肉無力、骨質疏鬆、皮膚乾燥，根據研究顯示，其心血管疾病的罹患率也將隨之提高。

而維生素 D 又分為 D2 與 D3，<u>D3 大部分來自於動物，只有極少部分透過植物合成，而 D2 則全是由植物而來</u>。對於 D2 與 D3 的優劣，無可避免的都在各個年代中不斷的被提出、討論與比較。

多年來，經過不斷的驗證，才終於有了更清晰的輪廓。

首先，維生素 D 屬脂溶性維生素，在沒有「交通工具」之下，難以到處在體內周遊，而它的交通工具正是蛋白質。根據研究，D3 與蛋白質能緊密結合，相較之下，D2 與蛋白質結合就比較沒有那麼緊密。

而另一個研究也具體顯示，當打入 50,000 微克的 D2 與 D3 時，第三天兩者濃度都增加到 15nmol/L，但到了第十四天，由於 D3 的半衰期較長，因此依舊維持上升的姿態，來到 20 nmol/L，反觀 D2，卻明顯的一路走往下坡而去。

因此在研究發表的 2004 年，學界普遍認為 D3 之於人體顯然比 D2 還要來得好。然而再時隔 13 年之後，發表這份研究報告的同一本雜誌，就無情的推翻了這個看似無庸置疑的理論。

提出的反證之一，是安全攝取量標準，在安全標準 4,000 微克的條件控制之下，打入 50,000 微克的維生素 D 是不可能的事情。

其二，或許在大劑量的補充上，確實是 D3 比 D2 來得效果顯著，然而若以長期補充看來，若一天補充 1,000 微克，並長達 11 週，D2 在血液中的濃度會比 D3 來得更為顯著。

因此這份研究報告最終做了一個平衡的總結——無論是 D2 或是 D3，之於人體而言，只要不過量，都是一樣的好。

　　我的美國老師遇到需要補充維生素 D 的患者時，都會貼心的詢問他的飲食習慣，若是葷食者，他會給予 D2 或是 D3 的選擇，若是純素者，他會毫不猶豫的選擇以 D2 作為患者的長期補充劑，除非對方同時服用抗癲癇藥物，才不得不轉為屈服於 D3。

羅副小學堂　溶於肥油中的維生素D

　　由於維生素 D 屬脂溶性維生素，因此對於體重較重的民眾而言，其體內維生素 D 可能會有部分溶於脂肪中而無法妥善揮發其效，因此體重較重者，必須攝取比建議用量更多的維生素 D。但切記不可自行判斷，還是得與醫師討論過後再決定確切的攝取量。

21. 聰明攝取鈣

　　至今我都還記得，兒時打臨時工的經驗，冰冰涼涼的五毛錢放在手心裡，有著足以療癒人心的重量，畢竟在那樣的一個年代裡，五毛錢就能買到滿足一個孩子口腹之慾的零食甜品。

　　「你可不可以幫幫我？」

　　給我工作機會的，是鄰居的孩子，年紀比我小不了多少，個頭也在平均標準之間，打從出生起身處在優渥的家庭環境中，他眉心理應是平坦的，但每一回他來找我幫忙，眉頭卻皺得像隻掙扎的蚯蚓。

　　「我奶奶為了讓我長高，每次燉好大一鍋的大骨湯，叫我一定要全部喝完。」大骨湯的燉煮相當耗時，但只要時間夠長，濃郁的香氣就會傳到我家來。小男孩苦著一張臉央求著我：「你幫我喝一碗，我就給你五毛錢！」

　　喝大骨湯轉大人，這句千古流傳、幾乎老一輩人都能朗朗上口的智慧妙語，讓小男孩痛苦萬分，卻也意外的讓我的口袋飽滿的叮噹作響。

　　直到成年投身醫療，知道得愈多，我心裡對小男孩的感謝開始一一化作疼惜，只因他在痛苦與屈就之下喝下的那一碗碗的大骨湯，其實能發揮的效用幾乎是微乎其微。

根據研究計算，一碗 240 毫升的濃郁大骨湯裡，僅有 9.2 毫克的鈣，對比每一天鈣的建議攝取量 1,000 至 1,200 毫克，連零頭都勾不上邊，即使男孩每天都奮力的喝下一百碗，也難以達到每日的建議攝取量。

釐清謬誤｜聰明攝取

男孩的奶奶並非毫無智慧，至少有一點是對的，即是鈣之於骨頭能發揮近乎全部的作用。人體所吸收的鈣，有 99% 在骨頭與牙齒發揮其效，僅剩的 1% 則作用多元，不僅影響凝血功能，同時也與肌肉收縮、神經傳導有關，對於血壓的穩定度也能起一定的作用。

以此推論，缺乏鈣就容易造成骨質疏鬆、牙齒斷裂、心悸、抽筋、失眠、視力模糊、頻尿等症狀。

迷思：牛奶是最佳的鈣質來源？

食物	份量	含鈣量	吸收率	預計鈣質吸收率
1 芥藍菜	200g（煮熟 1 碗）	362mg	40%	144.8mg
2 全脂牛奶	480g（熟 2 杯）	480mg	30%	144mg

※ 資料來源：《補充特定營養素的全植物蔬食料理》P.130

一直以來，補充鈣質都被視作是不可或缺之事，然而如吃骨補骨這般的陳年謬誤，還不只有這一樁。如今談起補充鈣質，多數人自然而然的就會想起牛奶，根深蒂固的觀念猶如水蛭，緊緊攀附在

人類大腦之中，靜默的阻擋人們釐清事實真相——<u>兩杯總計 480 毫升的牛奶，其鈣含量為 480 毫克，然而吸收率卻僅 30%</u>，預估鈣吸收量不過才 144 毫克，若要達到一天攝取標準，至少要喝足六杯。

其中更遑論有 70% 的臺灣人都有輕重不一的乳糖不耐症，輕則脹氣，嚴重一些的還可能有腹瀉的狀況，若要靠喝牛奶達到補充鈣質的目的，過程少不了要受苦。

羅副小學堂 **深綠色蔬菜：草酸含量高，鈣吸收越差**

100 公克的芥蘭菜
草酸含量低，鈣含量有 181 毫克 ➡ 吸收率有 40%（72mg）

100 公克的菠菜
草酸含量高，鈣含量有 80 毫克 ➡ 吸收率僅有 5%（4mg）

再者，即使透過鈣補充劑，也會因為其化學組成的不同而有不同的影響，如乳酸鈣、葡萄糖酸鈣等有機鈣鹽，吸收率比無機鈣鹽還要來得好；另一方面，除了檸檬酸鈣、有機鈣以外，<u>建議其他種類的鈣片要與飯一起吃</u>，因為鈣在離子化的過程必須要仰賴胃酸，同時也得補充維生素 D，以促進鈣的吸收。

鈣質的取得管道必須斟酌，另一方面影響鈣吸收的因素也不少。

　　影響鈣吸收的因素約有幾種，其一是生理代謝因素，如 60 歲以上長者的吸收率明顯降低、懷孕女性的鈣吸收率升高一倍、體內維生素 D 的多寡也是影響小腸鈣吸收的絕對因素。

　　其二則是飲食因素，包含每次攝取量也有一番學問，攝取量若為 400 毫克，吸收率為 35％，攝取量若提高至 1,000mg，吸收率則會降為 25％；此外抽煙、喝酒會影響鈣的吸收，而天然食物中也有部分抑制鈣吸收的成分，而部分食物中所含有的草酸與植酸，則像極了極端的超級粉絲，一見到鈣就緊緊抱著它不願放手，讓鈣無從分離去到它該發揮效用之處。以芥蘭菜與菠菜為例，實際能夠被人體吸收實在稀薄。

守護萬物｜補鈣好簡單

　　鈣的含量、攝取與吸收就像一題題難解的微積分，讓人們進也不是，退也不得，彷彿每一個計算都是個天大錯誤的開始。幸而我們身處在營養學進展相當進步的現代，在營養師的計算之下，其實補鈣不僅可以很輕鬆，同時也能一如證嚴法師的呼籲：「守護萬物，清淨大愛。」無須殺生取骨，也能輕鬆獲得所需的攝取量。

　　根據美國營養學會統計，素食者可以透過三種方法獲得含量充足的鈣質，一是透過強化食物的添加，在飲品中加入鈣；再者容易取得的深綠色蔬菜（如紅莧菜、莧菜、小白菜、青江菜等），都含有豐富的鈣質，而藻類蔬菜（如紅毛苔、群帶菜）也有一些；最後則是藉由堅果種子中獲取（如黑芝麻、杏仁果、葵瓜子等），豆類食物（如傳統板豆腐、豆乾、豆干絲），也含有豐富的鈣質。

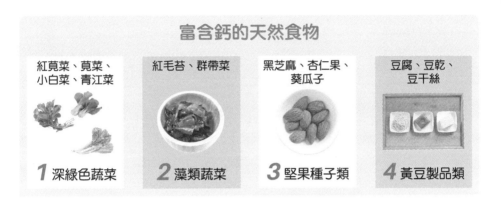

富含鈣的天然食物

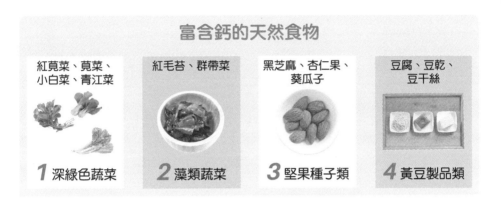

1 深綠色蔬菜	2 藻類蔬菜	3 堅果種子類	4 黃豆製品類
紅莧菜、莧菜、小白菜、青江菜	紅毛苔、群帶菜	黑芝麻、杏仁果、葵瓜子	豆腐、豆乾、豆干絲

　　食物的選擇琳瑯滿目，其中營養師最為推薦的，莫過於是黑芝麻與豆乾，35 公克、約三分之一片的大黑豆乾含有 112 毫克的鈣，而以石灰做為凝固劑的傳統豆腐（重量 80 公克，約兩格），同樣也含有 112 毫克的鈣，而黑芝麻則僅需 9 公克，約兩茶匙的量就有 130 毫克的鈣。

豆腐補鈣、鹽滷、石膏哪種好？

凝固劑	石膏	鹽滷	葡萄糖酸內脂
1 礦物質	鈣	鎂	無
2 質地	綿密	較粗	軟綿
3 產品	板豆腐（較軟）勝	板豆腐（較硬）	嫩豆腐、豆花

※ 資料來源：https://www.twvns.org/info/faq/315-2016-06-21-08-02-35

堅果種子類

種類		9g（2茶匙）含鈣量	100g含鈣量
1 黑芝麻		130mg	1449mg
2 杏仁		23mg	253mg

雖然時光難以倒轉，但我有時也不禁會想，若這些正確的訊息得以傳遞到鄰居家，那麼男孩的奶奶就可以不必苦守在悶熱的廚房裡，為愛孫熬上幾個小時的大骨湯，男孩也不必再苦著一張臉，還得掏錢來請我幫他把大骨湯喝完了吧！

羅副小學堂　**鈣補充劑的優缺點**

市面上的鈣補充劑琳瑯滿目，平均單顆約有 200 至 400 毫克。根據建議，60 歲以上一天的鈣需補充 1,200 毫克，然而鈣片若離子化以後，單顆約只剩下 200 毫克，加總計算，一天至少要吃六片才能補足建議用量。**然而食用過多的鈣片不僅不好吸收，也可能導致便秘，若誤食過量，根據文獻研究顯示，一天超過 2,000 毫克還可能會導致心血管疾病。**

目前市面上推出號稱單顆就有 600 毫克的鈣片，對此我們必須得保持合理的懷疑，因為如此高劑量的鈣片製作起來會變得相當大顆，難以吞服。

雖然透過鈣片補充讓一切都看似變得更容易，但其潛在的風險不可不妨，因此**建議還是以食物攝取的方式補足鈣質。**

22. 共善愛灑信願行 蛋白質的選擇

　　癌症就像清晨的濃霧，威脅著要吞噬每一個走入它的人，當他確診罹患大腸癌的時候，包含他自己以及所有與他親近的人都愕然的難以置信，彷彿死神的鐮刀已經高高舉起，嚇阻了所有正向的思考朝之靠攏。

　　除了我之外。

　　身為一位腸胃科醫師，同時也是他多年的老友，我在他的病床邊慎重的提出建議，「你以後別再吃紅肉了。」

　　在我還沒茹素之前，對牛排相當狂熱的他，總愛帶著我四處品嚐，即使在我茹素之後，他依舊沒有因為少了飯友而對牛肉失去半丁點兒的熱情。

　　面對我的提議，他面色扭曲，苦苦的回答：「我知道、我知道，上人不喜歡我殺生。」

　　同樣身為證嚴法師的弟子，他行善也付出，但口腹之慾之於他，就像是一條漫無邊際的海岸線，始終走不到終點，無疑是場最為艱澀的修行。

　　他的回答出乎我的意料之外，勸他不吃紅肉的當下，其實我沒有考慮過他同樣身為靜思弟子的身分，全然是出於醫學與營養學上的理解。

但我仍順著他的話，接著往下講：「應該說，上人是不希望你自殺。」

根據世界衛生組織所發表，培根、煙燻紅肉製品，毫無疑問都是致癌物，而豬肉、牛肉、羊肉等紅肉則被列為可能致癌物。

「你是個好人。」結識他多年，這句話並不是句安慰，而是誠懇的肯定，然而正也是如此，我期待他能提起武器起身對抗癌症，而第一步，就是拒絕再讓傷害進入體內大肆摧殘，「所以別再吃紅肉了，那可能會讓癌細胞長得更快。」

實驗結果｜各有缺失的比較

人們對於肉的執著，除了口腹之欲之外，以營養學的角度上，大多選擇相信肉類是最好的蛋白質來源。

蛋白質是人體最重要的營養成分之一，由氨基酸所組成，分為動物性蛋白質與植物性蛋白質。既然有所區別，自然就會有比較，多年來人們嘗試透過各種不同的研究方法，比較動物性蛋白質與植物性蛋白質的優缺，而在 50 年前，用的方法最為土法煉鋼，但卻也成為影響後世最深的研究理論之一。

當時所進行的實驗，是各自將動物性蛋白質與植物性蛋白質裡的氨基酸分解出來，再分別餵給實驗室裡剛出生的老鼠，藉由觀察兩組老鼠的成長狀態進而判定，實驗的原理很簡單，結果也顯而易見，吃動物性蛋白質那一組的老鼠長得最快，也發育得最好。

　　因此這項實驗的結果，果斷的表示，顯然動物性蛋白質比植物性蛋白質還要來得優秀。人們選擇相信這場研究，數十年來，動物性蛋白質比植物性蛋白質來得優異的觀念幾乎深植人心。

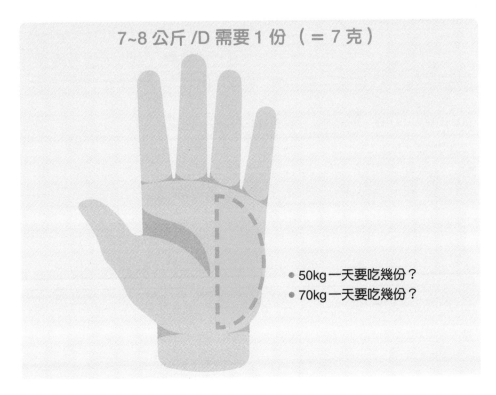

7~8 公斤 /D 需要 1 份（＝ 7 克）

● 50kg 一天要吃幾份？
● 70kg 一天要吃幾份？

　　這個結果就像是個完美的咒語，它並不真實，但卻又真實，讓人們幾乎忘了要去探究其中所存在的瑕疵。

　　首先，實驗室中的老鼠除了研究者所給予的食物，其實大多也僅只是飼料而已，毫無其他的選擇，然而人類不同，我們的食物多元，變化多樣，在飲食的習慣、搭配與烹調方式上，就與老鼠截然不同。

其次，老鼠那一身人類所沒有擁有的厚實毛髮，需要特定蛋白質的補充；再者曾有研究發現，餵食老鼠喝人類的母乳，不僅無法替牠們提升免疫力，甚至會即刻奪去牠們本來就已經相當短暫的性命。以上都證實了老鼠與人類的生理構造不同，所需養分自然也不盡相同。

而後也曾有一場在貧窮國家所進行的實驗，當地人民普遍經濟困頓，日常飲食單靠一種主食，幾乎沒有任何配菜或蛋白質來源，實驗小組提供大量的牛肉給在地人食用，結果發現營養不良的在地人開始長出了肉，精神也變得開朗，檢驗的生理數據都明顯的比實驗之前還要來得好。於是他們再一次果斷的表示，動物性蛋白質才是人類所需要的蛋白質。

然而類似的實驗其實在馬拉威也曾進行過，只是這場實驗選擇透過參與農業的方式，鼓勵在地人種植豆類植物，結果也發現，在地人吃了自己所種植的各種豆類植物與果實之後，整體的營養指數都比之前來得好。

同理，那麼這場實驗是否也能宣稱植物性蛋白質才是人類所需要的蛋白質呢？

飲食的分別｜來自選擇

原本友善的蛋白質被人類這麼一比，在硬是要分出個高低上下之後，便個個渾身帶刺——動物性蛋白質不僅被揪出了是可能致癌物，同時世界衛生組織也證實，當豬肉、牛肉與羊肉等紅肉吃多了，也會提高罹患阿茲海默症的機率；而長期食用植物性蛋白質的人，則被發現體內有部分氨基酸相對不足。

然而若再攤開科學界所研究發表的「飲食蛋白質消化率校正氨基酸分數」，就會發現，雞蛋與牛奶的吸收比率最好，而原本最受人尊崇的蛋白質王者牛肉，吸收率比起雞蛋與牛奶略差一些，而身為植物性蛋白質的黃豆，其排名甚至與牛肉相當。

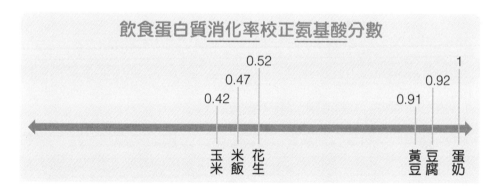

動物性蛋白質才是人類最好的蛋白質來源，就此不攻自破，因此世界上有愈來愈多國家開始紛紛修改蛋白質攝取指南，臺灣的國民健康署也在 2018 年修改版本，同意豆、魚、蛋、肉才是蛋白質攝取的最佳順序與來源，並強調每天都應該攝取兩份乳品以增加蛋白質。

145

蛋白質是人體建造骨骼的基質，是建造牙齒、長肌肉的重要營養素，再者它也擁有豐富的載體，將氧氣、血色素等運輸全身，並且製造抗體，協助人類對抗外來病菌的威脅，又有合成眾多激素，以協調身體的運作。

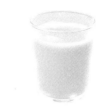

▲ 每天應攝取 2 份乳品，補充蛋白質的營養成分。

交叉比對眾多的研究與實證，無論是動物性蛋白質或是植物性蛋白質，其優缺各佔，關鍵還是在於客觀的盤點。一如我給師兄的建議，即是來自於評估後的選擇，動物性蛋白質對人體造成的影響，足以滅敗體軀，然而植物性的不足，由仍有其他解方可以補足，並且在茹素護生之中造福，讓共善愛灑。

綜合上述，或許在我們眼前的抉擇，已經有了明確的方向。

羅副小學堂　長者的蛋白質攝取量

60 歲以上的民眾每日的蛋白質攝取量已有明確的準則，每 7 公斤要吃一份，因此 50 公斤的人，大約要吃 7 份的蛋白質才足夠一天的蛋白質攝取量。而一份的量約不含手指的半個手掌大。

23. 蛋白質攝取的「八正道」

　　有這麼一說認為，茹素者是絕對不會缺乏蛋白質的，此說的基礎，來自於全世界體積龐大的動物，無論是大象、長頸鹿，都是素食主義者，即使沒有攝取動物性蛋白質，依舊能維持如此巨大的體型，因此部分的人肯定認為，茹素者會缺乏蛋白質，不過是污名化所帶來的攻擊罷了。

　　依據此論，只要入佛門，就一定能夠成佛嗎？答案自然鮮明。

　　根據 2020 年 5 月一篇最新的研究報告顯示，純素組的蛋白質攝取量比其他飲食組要來得低，其中有 27.3％的純素者低於應攝取量，而且離胺酸、色氨酸等兩種重要的氨基酸也相對不足。

　　那麼，根據這份報告，也要全然的認定茹素必然會缺乏蛋白質嗎？想當然，這也不夠公正的。

　　成佛之道必須經過修行，在修練中開悟；茹素要能不缺乏蛋白質，也必須掌握要訣，聰明的吃才能獲得充足的蛋白質。一如佛教有八正道，即正見解、正思維、正語言、正行為、正生活、正精進、正意念與正禪定，反觀蛋白質的攝取，同樣也必須擁有八正道的精神，在正知正解中，確實的遵從攝取蛋白質的八大訣竅，那麼即能事半功倍！

攝取八正道｜攝取大加分

　　根據營養攝取標準，醣類必須佔整體飲食 50 至 75%，蛋白質要佔 10 至 20%，而脂肪則落在 15 至 30% 之間，其中蛋白質雖然有利於身體各方面的運作，若缺乏蛋白質會引起掉髮、抵抗力不足、容易骨折、指甲易脆斷、皮膚發炎、肌少症等症狀，甚至也會影響情緒，無論是生理或是心理都會備受影響，但也不能食用過量，若超過 25%，反而會產生反效果，因此只要保持營養均衡即可。

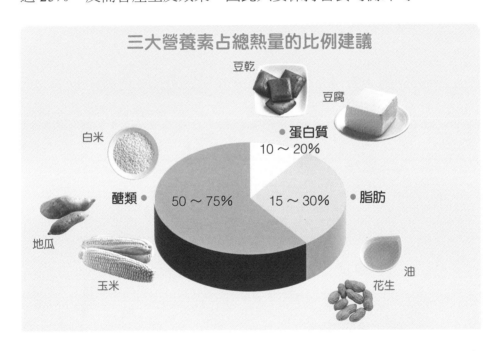

三大營養素占總熱量的比例建議

　　根據中研院的研究，建議臺灣人每天都應攝取每公斤 1.2 公克的蛋白質，且包含其他營養素在內，總熱量不得低於 1,500 大卡，源由是若攝取總熱量低於 1,500 大卡，基本上很難獲得足夠的蛋白

質，就容易有肌少症的發生。而根據另一份針對長者的研究，則建議長者每公斤所攝取的蛋白質，不可低於 1 至 1.2 公克，與中研院的研究報告不謀而合。

而中研院另一份做了 5 年的研究結果也顯示，臺灣人無論是茹素者或是一般飲食者，其蛋白質的攝取量都普遍不足，因此建議民眾早晚各在飲食中加入一杯乳品，就能有不錯的補充效果。

除了補充乳品之外，在蛋白質的攝取上，其實只要遵守以下八項原則，就能讓攝取量有效提升。

1 分散著吃，以達最好的吸收效果。

2 少量多餐，原理與原則一相同。

3 由於蛋白質主責修復功能，因此建議活動大多集中在白天的人，可以選擇在早餐與午餐多攝取蛋白質，反之需要在夜間工作的民眾，則可以選擇在晚上攝取蛋白質。

4 延伸原則三要訣，運動後攝取蛋白質會比運動前攝取來的好。

5 乳清蛋白比酪蛋白優質。

6 若食慾不佳，或是無法大量的吃原型食物，不妨在飲品中加入黃豆粉或大豆分離蛋白。

▲ 飲品中可加入黃豆粉或大豆分離蛋白補充蛋白質。

7 可以加強乳類製品的攝取，不妨也可以在日常喝茶時加入乳品、豆漿，增加蛋白質的攝取。

8 蛋白質含量高的食物，建議以燉煮的方式烹調，且在烹調之前先以刀子刺劃幾刀，有助於蛋白質的吸收。

互補原則｜一加一等於二

植物性蛋白質長年來都被深受質疑，認為其所能發揮的效果並不如動物性蛋白質來得好，原因之一在於動物性蛋白質在消化與吸收上優於植物性蛋白質，並且也更好消化。

然而只要將植物性蛋白質食品浸泡或催芽，就能將妨礙吸收的植酸給強迫分解，增加植物性蛋白質的吸收率，因此在烹調之前，不妨先將植物性蛋白質，如豆類等先浸泡，就能提高吸收率，根據校正之後的結果，黃豆與牛肉的吸收率甚至是被並列在一起的。

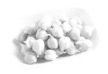

▲ 在烹調之前先將豆類浸泡冒出嫩芽，就能將妨礙吸收的植酸給強迫分解，增加植物性蛋白質的吸收率。

而植物性蛋白質不被看好的原因之二，則在於部分氨基酸的缺乏。

蛋白質是由氨基酸所組成，氨基酸共有 21 種，其中有 9 種為必須氨基酸，由於人體無法自行合成氨基酸，必須仰賴食物攝取獲得，然而植物性蛋白質有部分缺少離胺酸，而部分則缺乏色氨酸、

甲硫胺酸，因此被冠上了「不完整蛋白質」的稱號，甚至建議人們，若吃了植物性蛋白質之後，還必須得補充一些動物性蛋白質，如此營養才得以周全。

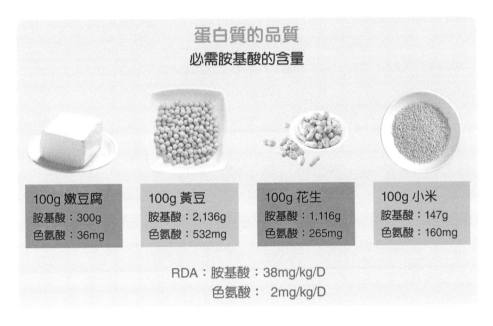

蛋白質的品質
必需胺基酸的含量

100g 嫩豆腐
胺基酸：300g
色氨酸：36mg

100g 黃豆
胺基酸：2,136g
色氨酸：532mg

100g 花生
胺基酸：1,116g
色氨酸：265mg

100g 小米
胺基酸：147g
色氨酸：160mg

RDA：胺基酸：38mg/kg/D
色氨酸： 2mg/kg/D

　　然而若深入探究，其實這並非是堅而不摧的現實，茹素者更無須迫於無奈，而勉強自己食用動物性蛋白質。只要透過蛋白質互補原則，彼此補足其所缺乏的氨基酸，就能輕鬆的將不完整的拼圖補上。

　　猶記在實習單位時，當時骨科病房與眼科病房同在一起，有一陣子有個眼睛才剛動完手術的患者，推著一個打著石膏的患者在醫院自在的四處走動，讓我看見了互補結合的畫面竟能如此協調而美麗，而在植物性蛋白質中，<u>穀類與豆類無疑也是互補的絕配組合</u>！

例如豆類富含離胺酸，但缺乏甲硫氨酸與色氨酸，那麼即可與擁有豐富的甲硫胺酸的穀類搭配食用，像是中華料理最常見的麻婆豆腐蓋飯，或是埃及的主食蠶豆小米飯，法國料理的碗豆仁湯加麵包丁，以及過往我在美國南方念書時，最常吃的花生醬吐司，都是蛋白質互補的最佳範例。

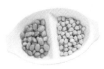

▲ 在植物性蛋白質中，穀類（擁有豐富的甲硫胺酸）與豆類（富含離胺酸，但缺乏甲硫氨酸與色氨酸），無疑也是互補的絕配組合！

羅副小學堂　蛋白質互補的黃金時間

蛋白質互補原則除了以不同食材做搭配之外，食用的時間則相當寬鬆，不見得一定得要在同一餐一起吃或一起烹煮才能產生效果，只要在 24 小時之內吃到互補原則中的食物，即可達到互補效果。

24. 把握因緣的豆類家族

豆類在人類的飲食文化中，始終都扮演著極為重要的角色，在歷史上更多次在不同的重要著作與事件中出現。

一如戰國時代所著的《黃帝內經素問》中，就以「**五穀宜為養；無豆則不良**」一語道盡了豆類的重要性，表示雖然五穀雜糧富含營養，但飲食中如果沒有豆類，就會失去平衡，甚至可能會導致營養不良。

除了經典名著指出豆類的重要性，民間也有一句俗語，將豆類的好發揮得淋漓盡致，這句話是這麼說的：「**每天吃豆三錢，何須服藥連年。**」

來到近代，豆類甚至還發揮「支持革命」的影響力。當時故宮博物院創辦者之一，同時也是中國留法第一人的農學家李石曾，對於大豆的研究始終熱衷，更主張以豆食取代肉食。

因而身為素食主義者的他為了推廣大豆，於 1907 年以法文發表《大豆，其栽培和營養、治療、農業及工業用途》一書，並且在巴黎近郊創建「巴黎中國豆腐工廠」，讓歐洲得以進一步了解中國的大豆食用文化，在此同時，他也慷慨的以工廠銷售盈利，資助孫中山的革命事業，成為推翻滿清政權的眾多力量之一。

抗癌護身｜黃金食物

隨著人們對豆類的瞭解愈來愈深，我們這也才發現，豆類的好，歷史的禮讚只說了其中一部分，卻都沒有被說全，尤其是大豆。大豆製品是最重要的蛋白質來源之一，尤其大豆分離蛋白更是除了雞蛋以外的完整蛋白。

然而社會上對於大豆製品普遍存在著誤解，尤其是尿酸過高的患者、患有子宮肌瘤或是乳房腫瘤的女性，對大豆製品更是避之唯恐不及，深怕食用大豆製品會讓病症陷入更為嚴峻的狀態。

其實，這些都是偏見，也都是需要即時糾正的錯誤。

針對尿酸部分，動物性的普林與植物性的普林代謝途徑不同，因此並不會引起尿酸過高的問題，唯一要注意的是若在急性發作時，避開正在發芽的豆類即可。

而對於子宮肌瘤的影響更是趨於零，對於乳房腫瘤部分，反而是有幫助的。根據研究報告顯示，亞洲人口食用愈多大豆製品，罹患乳癌的機率愈低，復發也愈低，原理在於人們的生殖細胞，如乳房與子宮組織中的異黃酮偏向發揮抗雌激素的作用。

因此吃大豆能為女性帶來諸多益處，也會讓更年期症狀不那麼明顯，甚至在造骨細胞中，會表現出類似微弱類雌激素的作用，讓人不容易骨質疏鬆。至於男性方面，則可以減少 25％的攝護腺癌罹患率。

跨足三領域｜全能豆品

在投入研究飲食與營養的相關領域之後，這才發現，那一顆顆看似不起眼的小豆子，其實再細緻的以其營養成分分門別類之後，竟然總共橫跨了三種食材類別。

第 *1* 類是含醣類最多的豆類，如紅豆、綠豆、花豆、蠶豆、鷹嘴豆、米豆、豌豆仁與皇帝豆等，由於主要成分以醣類來表現，平均每兩湯匙約 20 公克的乾豆的含醣量，等同於四分之一碗白飯或二分之一碗麵，因此被歸類在全穀雜糧類中。

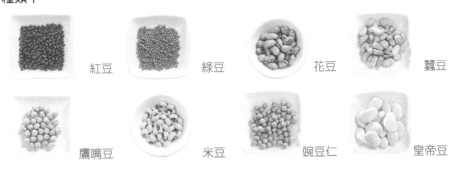

紅豆　　　綠豆　　　花豆　　　蠶豆

鷹嘴豆　　米豆　　　豌豆仁　　皇帝豆

第 *2* 類主要成分為蛋白質，如毛豆、黃豆、黑豆等，因此則被歸在豆奶類族群。

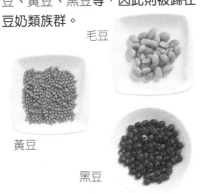

毛豆

黃豆

黑豆

第 *3* 類則為蔬菜類，如四季豆、長豆、荷蘭豆與豆芽菜，由於富含纖維，因此被歸於蔬菜類。

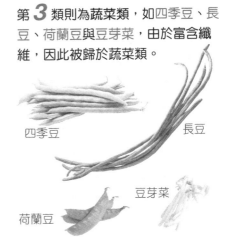

四季豆　　　　　　　長豆

豆芽菜

荷蘭豆

蔬菜類

項目	每100g營養成分 蛋白質 Protein (g)	脂肪 Fat (g)	醣類 Carbohydrate (g)	纖維 Fiber (g)	熱量 Calorie (kcal)
1 四季豆	1.7	0.2	5.3	2.0	26
2 長豆	2.4	0.1	6.2	2.3	30
3 荷蘭豆	2.8	0.2	7.6	2.6	42
4 豆芽菜	2.3	0.2	4.1	1.3	24

全穀雜糧類

項目	每100g營養成分 蛋白質 Protein (g)	脂肪 Fat (g)	醣類 Carbohydrate (g)	纖維 Fiber (g)	熱量 Calorie (kcal)
1 紅豆	20.9	0.6	61.5	18.5	290
2 綠豆	22.8	1.1	63.0	15.8	312
3 花豆	21.2	1.7	59.0	19.3	288
4 蠶豆	26.1	1.5	58.3	25.0	341
5 鷹嘴豆（雪蓮豆）	19.4	5.8	61.0	12.4	338
6 米豆	21.7	2.4	62.2	15.7	317
7 碗豆仁（青豆仁）	7.2	0.9	22.1	5.7	111
8 皇帝豆	7.8	0.4	20.1	5.1	102

看似同類的食材，卻同時擁有三種不同的營養類別，令我不禁想起《法華經・藥草喻品》所述的「三草二木」，說明不論小如藥草，或大如樹木，其發心立願都離不開把握因緣。而豆類家族不也是如此嗎？豆果雖小，但卻含藏著諸多營養素，無疑是人類飲食中，最可靠的營養攝取食材之一。

羅副小學堂　同是大豆的毛豆、黃豆與黑豆

大豆在八分熟時採收，即為毛豆，而在大豆成熟之後採收並將之乾燥之後，根據顏色不同，而有黃豆與黑豆之分。

根據行政院農委會所提供的資料顯示，大豆營養價值高，其中又以毛豆的表現最好，雖然其蛋白質表現最為優異，但同時也擁有維生素 B、維生素 C 以及膳食纖維等。

毛豆在臺灣有綠金之稱，早在五十多年前就開始外銷，而且表現都十分的亮眼，即使 2021 年受 COVID-19 疫情影響，仍有高達 7,800 多萬美元的外銷總額，想想或許也是另類的臺灣之光吧！

25. 少欲知足最大富 碳水化合物的選擇

　　每當在與患者討論碳水化合物的時候，我的腦海就不禁會浮現起《道德經》中那句耐人尋味的話：「*知足者富。*」意味著知道滿足的人，其實也才是最富有的人。

　　在營養素中，碳水化合物之於許多人就像是一位性格古怪但卻又才華洋溢的藝術家，它的眼中閃爍著熱情，是人類最好的熱量來源，同時也是腦細胞、紅血球以及神經系統最需要的營養素之一。人們知道自己需要它，但卻又千方百計的想逃離它。

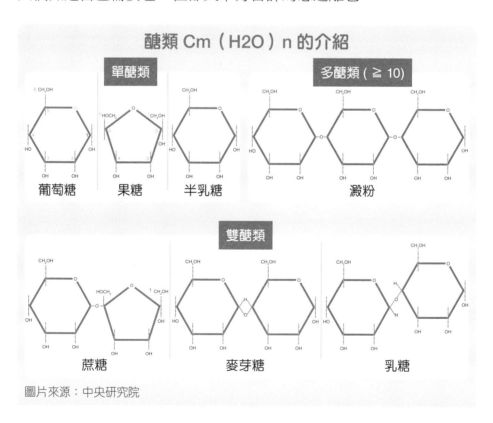

醣類 Cm（H2O）n 的介紹

單醣類：葡萄糖、果糖、半乳糖

多醣類（≧ 10）：澱粉

雙醣類：蔗糖、麥芽糖、乳糖

圖片來源：中央研究院

過與不及的傷害｜無可取代的營養素

　　曾有一名將碳水化合物視作健康毒藥的民眾問我：「蛋白質不也是很好的熱量來源嗎？我也可以不吃碳水化合物，吃多一點的蛋白質來補充熱量，不是嗎？」

　　我只是搖搖頭，對於他逢醣必反，耐心十足的給出解釋：「蛋白質的熱量要使用時，還必須得先經過肝臟與腎臟的運作，如果要用蛋白質取代碳水化合物，無疑是很沒有效率的一件事情。」

　　試想，如果今天就有一名出色的藝術家站在眼前，請他直接作畫，比起還得請畫商周旋尋找，是不是還要來得乾脆俐落許多？而且對於腎臟功能不那麼健康的人而言，高蛋白的飲食還可能帶來危害。

　　對於我的解釋，對方依舊不服，提出了另一個可能，「脂肪也是熱量來源之一，那麼用脂肪來取代碳水化合物呢？」

　　我明白他想說的，其實是最近很盛行的一種名為生酮飲食的飲食方式，強調以高脂肪、適量的蛋白質及極低的碳水化合物為飲食方針，顧名思義是透過這樣的飲食搭配，強迫脂肪代謝產生酮體，不少人用此以達到瘦身的效果，也有不少人嘗試以此控制血糖。

　　然而生酮飲食就像一把雕刻精緻的兩面刃，人們往往會被它所能達到的效果所迷幻，卻沒想過，在沒有營養師的協助之下貿然進行生酮飲食，可能會引起提高血脂、銅酸中毒等嚴峻的健康問題。

　　我解釋至此，對方的神情清楚的告訴我，他已然放棄了想取得

我認同的機會，但對於營養攝取標準，醣類必須佔整體飲食 50 至 75%，他實在不以為然，「吃那麼多澱粉真的好嗎？」

見他失落，我不捨反駁，並也感謝他沒有搗住耳朵，充耳不聞，但身為一名醫者，我有義務要即時糾正他錯誤的觀念，「碳水化合物是醣類，但醣類不等同於澱粉，更確切來說，澱粉只是醣類的一部分而已。」

簡單富足｜未精緻是最佳選擇

翻開碳水化合物的化學組成，其實不只有一種樣態而已，如葡萄糖、果糖、半乳糖等，都是單醣，而由兩份單醣所組成的蔗糖、麥芽糖、乳糖則稱雙醣，寡糖的範疇相對較廣，擁有三到九份單醣都屬寡醣，而十份以上則為多醣，其中可以被吸收消化的即是澱粉，而不能被消化的就是非澱粉類，如纖維。

對於碳水化合物的污名化以及迷思，族繁不及備載，我得坦言，而至今世界衛生組織與美國國家醫學院對於人類一天所需要的碳水化合物數量依舊沒有達成共識，這個爭論已經維持了數十年，而且近期內似乎也沒能看見終點的曙光。

然而他們未曾否認過碳水化合物的重要性，對於如此重要的營養素，他們反而沒有花太多時間就一致達成共識——不精緻的碳水化合物絕對比精緻的碳水化合物來得有營養，也對人體更有益處。

以美國主食小麥為例，若將小麥研磨成麵粉，小麥裡得天獨厚的眾多營養素都會消失在加工與精緻化的過程之中，例如纖維與植

化素、維生素 E 幾乎全部不見，蛋白質也消失大半，其他的礦物質，如鎂、鋅、磷、鉀、銅、鐵等，幾乎有七八成以上都在精緻化過程中流失，即使有些製造廠商會加入強化食品，將鐵、B1、B2、葉酸、菸鹼酸等加入，但對比小麥原本的營養，落差仍如天與地的距離。

多年來，文獻研究也都同意，攝取精緻的碳水化合物，與肥胖、糖尿病、代謝疾病、非酒精肝炎等有關，嚴重者甚至會引起心血管疾病、增加感染的機率以及蛀牙等，甚至會產生上癮的症狀。

當我把話說到這裡時，眼前原本因為說服不了我的人，突然間恢復了些許的活力，點頭如搗蒜的同意這些種種的缺點，直說這正是他反醣的原因之一。

「《道德經》中有句話叫做『知足者富』，告訴我們知道滿足的人，才是最富有的人。」我將盈盈的笑眼望著他：「在吃碳水化合物時，我們只要秉持著簡單生活，不要追求過於精緻的碳水化合物，那麼我們的身體自然也能健康富足。」

羅副小學堂　精緻的碳水化合物

「吃愈多白色（精緻）麵包，死得愈快！」

精緻的碳水化合物充斥在我們的生活之中，除了麵粉之外，包含白米飯、麵食、蛋糕、各種的糖以及含糖飲品與糕點，這些揮別原型，經由精緻加工後的食品，雖然能滿足食慾，但卻空有熱量，泰半的營養價值都在精緻化的過程中消失殆盡，對於人體健康大多難以發揮正面的效果。

26. 果糖——醣類中的反派

在醫學進步的道路上，實驗室裡作為實驗用途的老鼠功不可沒，因此慈濟大學動物中心每年七月為了感謝這些小動物們的犧牲奉獻，會特別舉辦祈福會，對於使用的要求也相當嚴謹。

在醫院，我們也有許多實驗正在進行，面對有些嗎啡上癮的老鼠，我們必須即時矯正，雖然知道要戒除嗎啡並不容易，所幸若知道正確的方法，執行過程就不會太苦惱。

要讓老鼠戒掉嗎啡上癮，只要餵牠吃糖就好，原理很簡單，因為糖也會使人與動物上癮。

每當實驗至此，我就會想起《道德經》中有一語：「五味令人口爽。」在這句話中的爽字，是負面的意涵，有損傷之意。意思是，酸、甜、苦、辣、鹹等五種味道如果吃太多，味覺就會喪失。

這些老鼠們的反應，無疑是具體實證了五味中的甜味所帶來的影響竟能如此深遠，連嗎啡都相比不上。

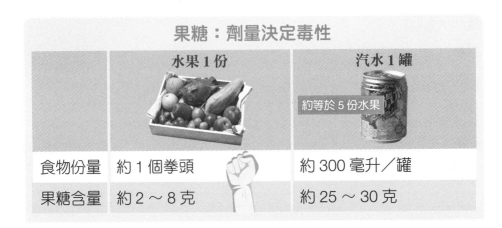

果糖：劑量決定毒性

	水果 1 份	汽水 1 罐
		約等於 5 份水果
食物份量	約 1 個拳頭	約 300 毫升／罐
果糖含量	約 2～8 克	約 25～30 克

慢性病戰犯│果糖之惡

在碳水化合物中，單醣類的葡萄糖是相當重要的存在。葡萄糖的發現可以追溯至 1747 年，由德國化學家馬格拉夫（Andreas Sigismund Marggraf）在葡萄乾中分離出少量的葡萄糖。經過了一百多年之後，才終於在 1892 年由德國化學家赫爾曼‧費歇爾（Hermann Emil Fischer）確定了葡萄糖的鏈狀結構，並表述糖類普遍具有立體異構現象，也因此讓他獲得 1902 年的諾貝爾化學獎。

人類對於葡萄糖所帶來的功用，也在此之後愈來愈清晰，瞭解到葡萄糖容易被吸收進血液中，是人體中一個重要的能源，大腦、紅血球以及神經系統都仰賴葡萄糖供給養分。

然而與葡萄糖同屬單醣類的果糖，同樣也包含 6 個碳原子、12 個氫原子以及 6 個氧原子，化學公式同為 $C6H12O6$，但卻是截然不同的化學結構，對人體的影響與葡萄糖可謂天差地遠，若說葡萄糖是醣類中的正義使者，那麼果糖之於人類，猶如反派的化身，所帶來的危害可謂罄竹難書。

還記得在小時候，孩子們總愛收集家中的廢棄回收物，等著收購的人經過，與之交換一支又甜又膩口的麥芽糖，在那個資源普遍不豐的年代，對我們而言，這支由小小的勞力所換得的糖，帶來的是如漣漪般無限擴大的幸福感。

然而當角色置換，從小男孩化身為披上白袍的醫師，瞭解到糖所帶來的危害，我就不時苦口婆心的提醒來門診的家長們：「我們

雖然不會給孩子們一瓶酒，但卻常常給了他們一罐糖，可是你知道嗎？這一罐糖所帶來的傷害，不比一瓶酒來得低。」

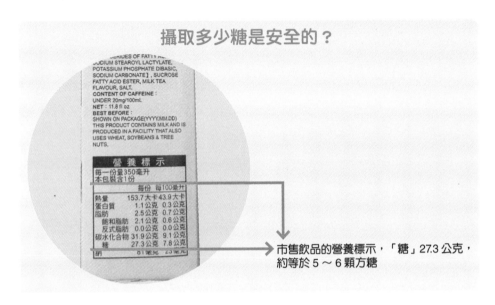

攝取多少糖是安全的？

市售飲品的營養標示，「糖」27.3 公克，約等於 5 ～ 6 顆方糖

原因在於果糖大部分必須經由肝臟代謝，對肝臟而言，所帶來的傷害與負擔是可想而知的，臨床上，因為食用果糖過多而罹患非酒精性脂肪肝的患者比比皆是。

除此之外，果糖也容易造成尿酸過高、引起高血壓、心臟病、內臟脂肪堆積，並且製造極低密度膽固醇、導致三酸甘油酯升高，更嚴重者甚至會導致胰島素阻抗，而帶來第二型糖尿病的纏身。

果糖所造成的身體危害數之不盡，因此在醫學界中，我們時常可以聽到如此一說：「果糖是現在慢性病的頭號戰犯！」

生活中的糖｜無處不在

生活中人們獲取果糖的第一個來源，即為蔗糖，蔗糖屬雙醣類，由葡萄糖與果糖組成；而第二個來源，也是最不建議攝取的來源，即是從玉米中提煉，市面上許多果糖都是以這種玉米濃漿為基底，再透過化學結構的轉化，變成高果糖玉米濃漿。

「黑糖呢？黑糖據說是很棒的糖！」

有人曾這麼興致勃勃的問我，期待我能給予肯定的回應，但我終究還是讓他失望了。

「純手工的黑糖是從甘蔗提煉出黑糖，但黑糖裡的果糖純度還是高達80％。」語畢，我試圖表示一些安慰與理解，「如果說它是比較好一點的糖，或許也不是全然的錯，畢竟它還保留一點點甘蔗的養分。」

▲ 黑糖的果糖純度是高達80％。

可惜的是，市面上純手工的黑糖相當少見，有些良心缺乏的廠商，甚至會將糖蜜倒入砂糖中，以加深糖的顏色，顏色較深者就稱為黑糖，顏色較淺者則稱紅糖，然而無論如何，都是魚目混珠的效果罷了。

　　紅糖是由黑糖再提煉而成，糖的純度與黑糖相似，約 80％，紅糖再進一步提煉，則為砂糖與白糖，糖度高達 99％以上，而最終提煉出來的冰糖則有 99.8％近 99.9％的純度。

　　《道德經》明白指出：「五味令人口爽。」果糖之於人體的危害不僅味覺而已，因此減少果糖的攝取尤其必要。

　　然而果糖的攝取必須得完全淨零嗎？答案還是令人欣慰的。

　　在自然界的水果中，也大多含有果糖，曾有個罹患糖尿病的患者，為了控制碳水化合物的攝取，因此選擇不吃飯，以大量的新鮮果汁取代，結果血糖數值不僅沒有獲得控制，更飆升到 400 至 500 mg/dL 之間，遠遠超過標準值 126mg/dL，正因為水果中含有大量的果糖。

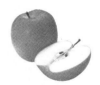

▲ 一個拳頭大的水果，其果糖含量約 5 至 8 公克。

　　然而就此不能吃水果了嗎？自然沒有那麼的絕對，一個拳頭大的水果，其果糖含量約 5 至 8 公克，還在人體可以接受的範圍之中，再者水果中也含有其他的營養成分，只要適量食用，都是應該被鼓勵的，反觀市面上的飲品、甜點，能避免就應盡量減少食用，以一瓶 330ml 的可樂為例，其果糖含量就高達 25 至 30 公克，實在相當可觀！

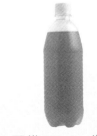

▲ 可樂 330ml 一瓶，其果糖含量高達 25 至 30 公克。

羅副小學堂　營養標示的騙局

　　學生時期，在瞭解果糖之於人體的危害之後，我在購買市面上的產品時，會尤其注意產品的營養成分，盡量不買含糖過高的食品，然而還是經常誤觸地雷，只因許多廠商大多不會直接標清「糖」，而是以其他讓民眾看不懂的名稱取代，根據粗略統計，如此名稱就高達兩百多種。

　　當時在美國讀書的我對此相當苦惱，教授聞言，給了一個相當聰慧的建議，他說：「只要產品的營養標示中有看不懂的名稱，就不要吃；又或者，你自己在製作這樣的食物時，不會放進這些產品營養成分中的任何一樣東西，那這個產品也不要吃。」

27.脂肪學問大

三大營養素——碳水化合物、蛋白質以及脂肪，就像是童話故事裡的三隻小豬，它們雖然同為營養素，供給人體熱量，然而彼此卻個性鮮明，同樣的，人們對於它們的印象，也個個深陷刻板。

之於蛋白質，大多是給予肯定與讚美的，而之於碳水化合物則毀譽參半，但談起脂肪時，迎來的總是避之唯恐不及，就怕那熱量沒消耗完全，全成了讓身體負擔累累的肥肉，毀去良好的體態，也傷了體內健康。

但是脂肪真有那麼可怕嗎？

《無量義經》有一語：「微渧先墮，以淹欲塵。」微渧意指很微細的露水，全句的意思是，微小的露水於在不知不覺中溼潤了大地，因此塵埃就不會隨風揚起。證嚴法師以此鼓勵弟子要致力修養自我，才不會動輒旋起無明。

在面對脂肪這個能提供比碳水化合物、蛋白質更多熱量的營養素時，或許我們也應當致力於修養自我的知識，才不會深陷刻板印象所帶來的無明之中。

脂肪作用｜保護與支撐內臟

曾有一名幾經輾轉卻都求助無門的患者，最後在熟人的介紹下，半信半疑的踏入我的診間。之於她的病況主訴，我得坦言，第一時間我也深陷在看不見光的黑暗之中。

　　她苦著一張臉告訴我，平常身體也沒什麼大毛病，尤其是成功減重十公斤之後，不僅體態變好了，更是精神奕奕，為了維持得來不易的良好體態，至今她依舊維持運動的習慣，每當季節變換時偶爾會得的小感冒，這幾個季節裡也幾乎不曾找上她。

　　「可是我現在運動的時候，肚子就痛，腰也會痠。」她的納悶，在找尋過幾位醫師，並且做過各項檢查後，全都得到了身體健康的正面回覆，沒有人可以告訴她為何而痛，彷彿那些痛只是一場場過於真實的幻覺。

　　我邊翻著她從其他醫院帶過來的病歷，詳細的看過每一項檢查指數與照片，確實沒有任何一項數據、任何一張片子能讓我肯定的指出疼痛的原因，或許，她今日抱著信心前來，依舊得捧著失落而去。

　　但是減重十公斤這句話卻像是個難以被蒸發的水分子，不停的出現在我的腦海中，以一陣沁涼提點著我，這會是關鍵，而破解的鑰匙，仍待搜尋。

　　「你都是什麼時候覺得最痛？」我問。

　　她沒有思考太久，「運動當下。平常生活都沒感覺，就是運動的過程中才突然會痛。」

　　這句話變更了我翻閱病歷的順序，腦袋裡的醫學知識告訴我，或許關鍵會是脂肪。果不其然，在幾張片子與生理數據的支持下，證實我心中的假想，當我抬起眼準備告訴她原因時，連我自己都因為能找到關鍵而鬆了一口氣。

「你減重減得太多了。」我告訴她原本應該在她腎臟兩旁保護並提供支撐力道的脂肪幾乎趨於零,「沒有了這些脂肪支撐腎臟,腎臟就容易隨著你運動而往下掉,這在醫學上叫游離腎,也就是俗稱的腎下垂,游離腎最明顯的病徵就是腰痠背痛。」

她眨了眨眼,怎麼也沒想過會是這個狀況,那麼如今又該如何是好呢?我在她眼中讀出了這個提問。

「你只要再增重三公斤就好。」這是我目前能給她的最佳處方,也是個一勞永逸的方法。果不其然就在她增重三公斤之後,這個苦惱她許久的問題,就此迎刃而解。

脂肪益處多 | 聰明選擇是關鍵

脂肪之於北極熊,能使之在不進食的狀態下,度過漫長的冬眠,雖然人體構造與北極熊不同,但脂肪能提供北極熊足夠的熱量,並且在寒冬中維持體溫,提供適度的保暖,在人體身上也同樣能發揮其效。

除了維持體溫、保護器官,脂肪之於人類的益處還不僅如此。之於人體極其重要的維生素 A、維生素 D、維生素 E 以及維生素 K 等脂溶性維生素,都必須仰賴脂肪的協助才能進而吸收;另一方面,許多賀爾蒙與激素也都是脂肪所組成的。

倘若沒有脂肪,人們即使活著,也不過只是「活」而已,不僅不能健康的活、有品質的活、有尊嚴的活,更甚者也可能危及生命。

常見市售食用油的脂肪酸含量

油品 （%） 百分比	牛油	豬油	雞油	動物性奶油	椰子油	棕櫚油	紅花籽油	葡萄籽油	葵花油	大豆油	玉米油	花生油	純芝麻油	油菜籽油	芥花油	純橄欖油	苦茶油
單元不飽和脂肪酸	44	45	47	24	8	49	18	？	23	23	27	41	41	60	63	73	83
多元不飽和脂肪酸	2	16	18	3	2	15	70	71	65	62	60	38	44	34	30	11	7
飽和脂肪酸	54	39	35	73	90	36	12	10	12	15	13	21	15	6	7	16	10

※ 資料出處：行政院衛福部——食品成分資料庫

　　脂肪之所以被國際歸入三大營養素之一，不單只是因為它能提供熱量，同時也是人體最不可或缺的存在。當人們懼怕著它會成為身上那塊凸出來的贅肉時，應當讓正確的知識猶如朝露般引領著我們，不被無名的沙塵給遮蔽雙眼與心智，其實只要攝取優質且適量的脂肪，那麼脂肪為人體帶來的，就會是另一番美好的景象。

羅副小學堂　第六種味覺

　　美國普渡大學的食物科學學者馬特教授（Richard Mattes）所率領的研究團隊，發現人類除了酸、甜、苦、辣、鹹之外，還擁有第六種基本味覺，他將之稱為「脂肪味」，脂肪擁有獨特的味道，與其他的味覺大不相同，當食物一入口，人們馬上就可以辨識出油脂的味道。

28. 為善競爭 加強Omega-3的攝取

如果脂肪是一個能夠具像化的人類，那麼它就是一個擁有多重人格的人類。

脂肪可區分為：飽和脂肪與不飽和脂肪。

飽和脂肪大多都存在於動物脂肪中，容易造成增加心血管疾病以及糖尿病的危險；對比之下，不飽和脂肪則顯得更為友善，不僅能增強免疫功能、降低膽固醇以及心血管疾病的風險，也能避免人體吸收不好的脂肪，降低血脂肪的形成，並且維持肌膚的健康，發揮抗發炎等作用。

對比飽和脂肪，不飽和脂肪深受人們喜愛，然而仔細觀察，不飽和脂肪又分化出兩種不同面向的友善人格，名為單元不飽和脂肪酸（MUFA）與多元不飽和脂肪酸（PUFA）。

脂肪酸之於人體的作用，就像是一顆顆作用分明的鈕釦。在體內與甘油倆相結合成「三酸甘油酯」之後，能將人體內的熱量緊緊扣牢，為體內器官提供保暖與保護之責；另一方面，即使單獨行動，不同的脂肪酸在體內也發揮著各種不同的作用。

而在眾多脂肪酸中，其中有兩種不能由人體自行合成，必須經由食物攝取的必須脂肪酸，其一是 α-次亞麻油酸（ALA），人類普遍較熟悉的名字，為 Omega-3，不僅可以抗發炎，協助大腦以

及眼睛的發育，也有助於降低心血管疾病、中風以及慢性疾病等風險；而另一種人體無法自行合成的必須脂肪酸，即為亞麻油酸（LA），亦是俗稱的 Omega-6，它可以替人體增加抗體、促進免疫，並且提升凝血功能。

平衡攝取｜健康加倍

　　許多人給予茹素者最多的批評，來自於認為茹素缺乏油脂，愈吃愈乾癟，在查詢並閱讀二十幾篇文獻資料之後，結論提醒著我們，無論是葷食者或是素食者，其體內的 Omega-3 含量是相當的，雖然在轉化成 EPA 與 DHA 的部分，茹素者確實較葷食者少，然而美國營養師學會與醫師學會也肯定的表示，目前素食者沒有被發現與 EPA 或 DHA 缺乏的相關疾病。

　　針對體內的必須脂肪酸，有一點是可以肯定的，Omega-3 與 Omega-6 之間確實存在著競爭。

　　證嚴法師勉勵弟子，人生要為善競爭，分秒必爭，唯有身體力行才能體驗佛法的妙義。可嘆的是，Omega-3 與 Omega-6 之間存在的並非是為善競爭——由於各自在轉化成長鏈脂肪酸時，使用的是同一種酶，因此只要其中一種過量，就會導致另一種無法被轉化並被人體吸收。

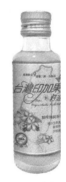

▲ 茹素者可以攝取有「長在樹上的魚油」之稱的印加果油含 Omega-3 的好油脂成分。

　　國際普遍認為，Omega-3 與 Omega-6 的比例至少要相當，然而現今許多人普遍外食，吃下過多的植物油與動物油，造成 Omega-6 攝取過多，再者 Omega-3 在轉變成比較長的脂肪酸 EPA 以及 DHA 時，會因各種因素而被干擾，例如抽菸、吃下過多飽和脂肪酸、反式脂肪酸、氫化脂肪酸等，而慢性病患者在轉化上也會比較差。

Omega-3 建議攝取量

每日	男性	女性
1 一般成年人	≧ 1.6 克	≧ 1.1 克
2 純素者	因純素食者平常較少攝取到含 EPA、DHA 的食物，建議攝取量為一般人的 2 倍。	

※ 資料出處：美國國家科學研究委員會

　　在種種的原因之下，全世界兩者之間的比例都相當懸殊，Omega-6 至少是 Omega-3 的 16 至 20 倍！

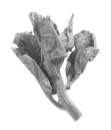

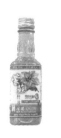
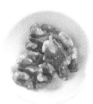

紫蘇油含有豐富的 Omega-3，還有核桃、奇亞籽、亞麻仁籽、亞麻仁籽油、深色蔬菜也含有 Omega-3 成分。

多數人大多缺乏 Omega-3，提高 Omega-3 的攝取尤其重要，核桃、奇亞籽、紫蘇油、亞麻仁籽、亞麻仁籽油、深色蔬菜中含有豐富的 Omega-3，營養品如魚油是普遍揭曉的選擇，倘若是茹素者，則可以改以有「長在樹上的魚油」之稱的印加果油代替；另一方面，也必須同時降低選擇 Omega-6 的攝取，可以選擇 Omega-6 含量比較少的油品，如橄欖油、葵花籽油等。

對於體內的為善競爭，我們也需要分秒必爭，唯有在 Omega-3 與 Omega-6 接近平衡之下，人們才得以同時擁有兩者所帶來的益處。

羅副小學堂 Omega-3的抗凝血功能

我們在替患者做胃鏡之前，會先深入瞭解患者目前所服用的藥物與營養品，謹慎建議先將平時會服用的抗凝血劑停下幾天。一次在執行胃鏡的當下，我們都認為應當萬無一失，豈料在過程中不過是做了一個小小的切片，竟然血流不止！

原本一個小小的檢查，最後竟得費盡周章才將出血成功止住。檢查後，我們耐心等待患者麻醉中醒來，這才從他的回想中得知，原來他平常有補充魚油的習慣，卻忘了在術前告知。

魚油含有豐富的 Omega-3，有抗凝血的作用。建議孕婦或是準備進行任何手術、檢查之前，必須善盡告知之責，以免在手術過程中發生憾事。

29. 脂肪的攝取 質重於量

佛陀規定比丘，托缽最多不可超過七戶，無論對方布施多寡優劣，都要歡喜、感恩，藉以磨練「克己、克勤、克儉」的心。

這段故事，讓我想起了當時在美國結束學業之後的那一趟旅行。我選擇了一個距離美國甚為遙遠、且人土風情截然不同的國家，那是希臘的克里特島。

除了想感受不同的民俗文化，來到克里特島，其實也是為了一解長年來的疑惑。

各國對脂肪的攝取量建議有著非常大的差異，而其中脂肪攝取量最高的即是地中海飲食，平均脂肪在總熱量中佔有 35% 的高比例。1980 年代美國的科學家進行一場擴及七國的研究，確認了脂肪與心血管疾病確實有相當密切的關係，然而卻有個以高脂飲食為主的地區，成了上天眷顧的天堂，那就是希臘的克里特島。

克里特島的飲食是典型的高脂地中海飲食，但是當地罹患心血管疾病的比例卻意外的低，在學成之後的旅行，我毅然決然選擇來此，期待能透過我的觀察一探究竟。

歡喜承接｜上天的恩典

　　我並沒有花太多時間，就在民宿老闆娘的熱情之下找出了答案。她雖然沒有營養學背景，然而在那一段舒適的旅行中，我們在民宿的每一餐，食材都沒有多餘的加工，全都是從她親自栽種的菜園裡取來的蔬菜、豆類、水果以及全穀類食物，使用的油是在地盛產的橄欖所壓榨而成的橄欖油。

　　餐後，老闆娘還會給我一把堅果種子，告訴我，這些種子對人體非常營養。

　　「你怎麼知道它們很營養？」那個年代，還不是堅果攝取盛行的年代，人們對種子的營養研究也興趣缺缺，我很好奇，經營旅宿的老闆娘是從何得知這項訊息？

　　只見老闆娘用那一雙深邃的大眼笑盈盈的看著我，說：「這一顆種子雖小，但是未來卻可以長成一棵大樹，可想而知，它必然擁有非常豐富的營養。」

　　老闆娘的智慧，令我這名醫學生自嘆不如。也才體悟到，原來克里特島雖然飲食偏向高脂，但在地人都以歡喜感恩之心，承接著上天給予的每一種恩典，不僅以在地生產的原型食物為主，也食用橄欖油、堅果種子等良好的脂肪，而且都不過量，一如民宿老闆娘在餐後給的那一把種子，如今在營養學看來，數量適當，雖然顆數不多，但已能滿足一日所需。

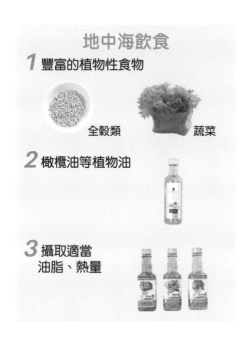

 地中海飲食
1 豐富的植物性食物
全穀類 蔬菜
2 橄欖油等植物油
3 攝取適當 油脂、熱量

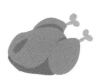 普通高脂飲食
1 動物性食物為主

2 攝取過多 油脂、熱量

 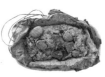

低脂飲食｜優劣參半

　　有別於克里特島的高脂飲食，有些國家則提倡極低脂飲食，意味著脂肪將小於總熱量的 15％。

　　以現代人的眼光聽來，低脂飲食或許是個無損健康的選擇，然而現實並非如此。

　　低脂飲食對於人體健康，其實優劣參半，優點自然是能降低冠狀動脈疾病的風險，但另一方面壞處也不少，如生長發育、皮膚、頭髮、骨頭都會受到負面影響，尤其兩歲以下的嬰幼兒，其腦部尚在發育，其所需的脂肪應至少佔總熱量 50％，而兩歲至三歲的孩子，脂肪也必須至少佔總熱量 35％。

低脂肪飲食所帶來的危害，也曾在我診間真實的上演過。

當她走進來時，即使已經努力的透過胭脂蜜粉加強修飾，但那一臉的疲憊就像落日餘暉，雖不刺眼但也掩藏不住。她告訴我，她的精神始終很差，做什麼事情都提不起勁，於是開始懷疑，或許是腸胃吸收有什麼問題，才讓她無法補足得以提振精神的養分。

針對她的胃腸狀態，我替她做了幾項檢查，結果顯示，一切都好。

她對這個答案顯然很失望，然而對於我的克盡職責，卻怎麼也找不出一句苛責的話語，只是又不願這趟來醫院是一場徒勞無功，於是她鼓起勇氣開口問我：「副院長，你可以幫我介紹一位婦產科醫師嗎？」

她輕聲的嘆息緩緩的在字句間一點點伴隨吐納，說著自己除了長期精神不振，其實身體上更大的問題在於月經中斷，她的年紀距離更年期還很遙遠，但卻遲遲找不出原因。

她說也曾求診過婦產科醫師，但服用催經藥，不僅沒有催來該有的月經，反而讓她莫名出血。

全人治療四個斗大的字，在我的腦中不停繞轉，打從她踏進診間說的每一句話都在我的腦海裡不停的倒帶、畫重點——精神不振、月經不來……我合理的提出推斷後的提問：「你是不是都不吃油？」

她的眉毛輕輕一挑，將她疲憊的神情化成了驚訝的模樣，「對，我所有的食物都是過水汆燙，我覺得油吃太多對身體不好。」

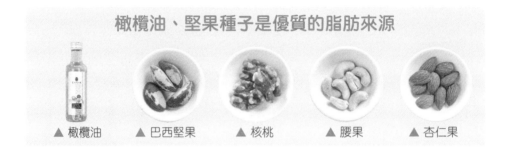

橄欖油、堅果種子是優質的脂肪來源

▲ 橄欖油　　▲ 巴西堅果　　▲ 核桃　　▲ 腰果　　▲ 杏仁果

我點點頭，心裡的大石這才妥妥的放下，原因已經很明顯。

「我們人體是很需要脂肪的。」我告訴她，<u>許多賀爾蒙仰賴脂肪製造</u>，其中性賀爾蒙即是其一，「脂肪不是萬惡之最，只要適量，掌握品質，對我們而言就會是一個非常棒的營養素。」

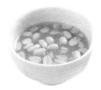

我依然替她做了轉診，但另一方面，也給了她一份「飲食藥方」，<u>建議他可以多喝花生湯</u>，「花生含有很多的維生素 E、鎂、鈣，而且還有很棒的不飽和脂肪酸！一天只要喝兩杯就好。」

羅副小學堂　每日的脂肪需求量

在每日的脂肪攝取量上，每日脂肪攝取約佔總熱量的 20 至 30% 最為適量，60 公斤的男性輕度運動者，一天需要 2,000 大卡的熱量，以 70 公克的脂肪為佳；同樣條件的女性則建議攝取 60 公克的脂肪。

脂肪不全來自於油，食物中如豆類、雞蛋也含有油脂，雖然也因此而難以衡量計算，但其實只要掌握吃好油的三大原則──脂肪優質及適量，飽和脂肪要限量，反式脂肪要避免──就可以健康的享受脂肪所帶來的眾多益處。

30. 優質的純素脂肪

「豬油實在好香，真的不能吃嗎？」

這類的提問，相信存在許多人的心中，但我很感謝這位朋友，他直接來問我，這才讓我有了回答的機會。

「豬油是比較香，而且香到要了你的命。」我告訴他，動物脂肪會引起心肌梗塞，這早已是全世界公認的事情。

《法華經・方便品第二》這麼說：「諸佛世尊，唯以一大事因緣故，出現於世。」意即佛陀為一大事因緣來人間，而這一大事因緣，就是「開、示、悟、入」——為人們開示，期待人人都能開啟清淨覺悟的智慧。

脂肪之於人們，不僅只是營養素而已，唯有深入瞭解，明辨好脂肪與壞脂肪，人們若能從中頓悟，取得脂肪選擇的智慧，那麼便能明瞭清淨的脂肪不僅不會危害人體，反而能帶來諸多意想不到的益處。

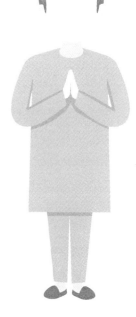

植物性脂肪｜多元且富含營養

其實，許多純素的脂肪不僅是優質脂肪的最佳選擇，而且其香氣與口感，也不比動物性脂肪來得遜色。

首先，是堅果。愈是耐心咀嚼，就愈能感受到堅果中的脂肪所帶來的溫潤享受。毫無疑問的，堅果不僅能是平日裡的最佳零嘴，同時也是最棒的脂肪來源之一，擁有豐富的不飽和脂肪酸，不僅能促進血液循環，降低冠狀動脈疾病、中風、失智等風險，同時對於慢性疾病如糖尿病也能有一定的預防效果。

美國曾有一場針對數萬名護理師的實驗，結論就清楚的表示，若用堅果的油取代動物性脂肪的油，至少可以減低三分之一的中風機率，相去不遠的其他研究，甚至更有了降低二分之一中風機率的亮麗成果。

但即使是優質的脂肪，過與不及同樣都會帶來危害，適量二字，在脂肪的攝取上尤為關鍵，堅果的攝取必須把握適量原則，平均一天攝取 10 公克的堅果最佳，以市面上最常見的免洗湯匙計算，約是 0.5 湯匙的杏仁、0.5 湯匙的腰果、1 湯匙的胡桃仁、1 湯匙的夏威夷豆或 2 湯匙的開心果。

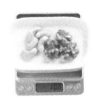

▲ 建議每人平均一天攝取 10 公克的堅果最佳，補充優質的脂肪來源。

而第二種最佳油脂，則是一直被人類低估、也是研究界中最常忽略的種子。種子不僅擁有豐富的不飽和脂肪酸，也多含有維生素 E，平均一天攝取量，約是 1 湯匙的葵花籽、1 湯匙的南瓜籽、1 湯匙的亞麻仁籽、1.5 湯匙的芝麻或 1.5 湯匙的奇亞籽。

第三種絕佳的純素脂肪，則是被稱做是「窮人的奶油」的酪梨，一天只要吃六分之一顆的酪梨，就等同於攝取三分之一湯匙的食用油量。

酪梨除了含有不飽和脂肪酸，還有許多優質的營養成分，例如協助腸道健康的膳食纖維，以及抗衰老的抗氧化物，此外也含有植物固醇，可以在體內與膽固醇相互競爭，以發揮降低膽固醇的良效，並且具有降低發炎性疾病的功能；在腸胃科的研究中，甚至也被提出具有治療幽門桿菌的效果。

橄欖油的選擇｜初榨最佳

最後，則是地中海最有名的果實之一橄欖。橄欖在脂肪的表現上極為出色，擁有許多人體所需的銅、鐵、維生素 E、植物固醇，以及抗氧化之效的多酚類化合物，進而達到保護心臟、抗癌、抗發炎等作用。

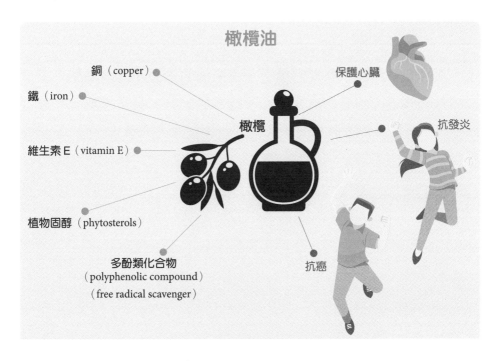

　　然而臺灣的橄欖油五花八門，品質自然也優劣參半，其中以在收成後 24 小時之內就經壓榨取得油脂的初榨橄欖油最佳，而將初榨之後的碎渣再經處理而取油的橄欖油為其次。

　　市面上不少名為精緻橄欖油的油品，絕大部分都是利用二次萃取後的果實殘渣，以更劇烈的方法，如提高溫度的方式再將殘油煉出，然而油經高溫之後，色澤並不漂亮，為了讓賣相更好，許多商人選擇加入化學品純化，或添加其他種類的油品混合，雖然油品名稱上仍有橄欖二字，但早已失去橄欖的營養價值與優勢。

　　西方擁有得天獨厚的地理氣候條件種植橄欖，在地人得以用便宜優惠的價格取得品質良好的初榨橄欖油，反觀東方，初榨橄欖油要價高昂，但其實在華人世界裡，也有很不錯的食用油選擇，如茶（籽）油與苦茶油。

　　茶油的來源為茶葉樹的種子，苦茶油的來源則為大果油茶或小果油茶的種子，兩者均富含單元不飽和脂肪酸，且發煙點高，適合涼拌、炒、煎、炸等各種烹調方式，可謂是東方明珠！

羅副小學堂　椰子油的爭議

　　椰子油是好是壞，至今還在爭論當中。有兩個理由說服眾人它是好油，第一，東南亞是普遍使用椰子油的國家，研究發現，這些國家罹患心血管疾病沒有西方國家那麼多；第二個說法，則因為椰子油富含月桂酸，而月桂酸容易被吸收消化。

　　然而椰子雖為植物，椰子油的飽和脂肪酸卻高達 90%，比動物性脂肪如豬油、牛油等都還來得高，因此建議攝取量還是不要過多。

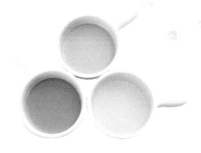

31. 如何選好油

她家裡的廚房永遠總維持著乾淨清爽的樣貌,她因此得意的說,每逢過年,她都沒有過打掃的煩惱。

「這有三種原因。」對於這位熟識的慈濟師姊的驕傲,我半笑鬧的對她說:「第一,是因為你都不開伙,第二就是你有傭人,第三就是你是用品質很好的油」

聞言,她先一一反駁,最後再承認,「我們家常常開伙,雖然有幫忙打掃的人,但廚房從來就不是打掃的重點,不過我們家確實是選比較好的油使用。」

我常常用師姊的案例鼓勵別人,吃好的油不僅可以讓體內變得更乾淨健康,也能讓我們省下不少的家務工作呢!

選好油｜顧健康

但是,什麼樣的油才算是好的油呢?

<u>關鍵之一</u>,可以優先選擇植物性的油,例如茶油、苦茶油或橄欖油等,因為常見市面上動物油如牛油、豬油等,飽和脂肪酸較高,容易導致心血管疾病。然而也並非所有植物油都是好油,如椰子油、棕櫚油都含有大量的飽和脂肪酸,必須盡量避開使用。

　　除此之外，多數市售的植物油幾乎都屬不飽和脂肪酸較高的優質脂肪，例如紅花籽油、葡萄籽油、葵花油、大豆油、玉米油等，多元不飽和脂肪酸比較多，而單元不飽和脂肪酸較多的有苦茶油、油菜籽油、芥花油、純橄欖油等，建議選購以冷壓初榨為宜，保留的多酚及抗氧成分含量比較高。

臺灣常見橄欖油

橄欖油	特色	發煙點	烹調方式
1 特級初榨橄欖油（Extra Virgin Oliveoi）	・較多酚化合物 ・具抗氧化力	190〜206℃	涼拌、炒、煮
2 橄欖油	・精煉橄欖油混合 ・初榨橄欖油而成	208℃	炸、烤
3 精製橄欖油	・初榨橄欖油中精煉 ・可耐高溫	237℃	涼拌、炒、煮、炸、烤

※ 資料出處：行政院農業委員會

　　雖然同為優質的油品，但要特別注意的是，每一款植物油的發煙點不同，適合的烹調方式就不一樣。因此第二個關鍵在於必須要清楚自己使用的油，其發煙點為何，再依照不同烹調方式選擇油品。

　　為了減輕消費者挑油的負擔，市面上推出號稱可一瓶多用且擁有良好的脂肪酸比例的調和油，看似完美無缺的廣告，其中卻暗藏玄機，尤其有些廠商會將劣質油混入，消費者在難以分辨之下，就可能誤觸健康的地雷。因此建議油品盡量單純，並選購兩種不同的油，依烹調方式選用。

不同油品的發煙點與烹調方式

油品	發煙點（°C）	適合的烹調方式
亞麻籽油	107	涼拌
花生油	160	中火炒
南瓜籽油	160	
初榨橄欖油	190	
玉米油	160	
大豆油	160	
芝麻油	177	
精煉大豆油	238	煎、炸
椰子油	232	
苦茶油	252	

發煙點比較低，
大約在攝氏 107 度

發煙點約在
攝氏 160 至 177 度
之間

發煙點都在
攝氏 200 度
以上的油

適合涼拌用

如亞麻籽油等。若
是不耐高溫的油，
用來煎、炒、炸等，
就容易產生有毒物
質，反而毒害自己
的健康。

適合中火炒

如花生油、南瓜子油、
初榨橄欖油、玉米油、
大豆油、芝麻油等。

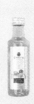

比較適合煎、炸

如大豆油、苦茶油等。

使用撇步｜提升使用安全

選了一瓶好油之後，自此就萬無一失了嗎？其實在使用上，油的學問一如廚房裡的功夫菜，稍一疏漏，就可能毀壞了一切。

首先在於使用期，油也是食品之一，<u>因此建議每一瓶油在開封後三個月內使用完畢，並且存放於陰涼處，否則容易變質</u>。

再者，許多使用者常為求方便，而將油瓶放置在爐火邊，隨著爐火開開關關，每一次的高熱無疑都是將油一次次的加熱，形成「每天在製造回鍋油，並使用回鍋油」但卻不自知的狀況。

回鍋油之所以令人避之唯恐不及，在於反覆加熱的過程中，會製造反式脂肪酸，不只會增加血液中的膽固醇，容易讓血管阻塞、發炎，導致心血管疾病的發生，還會降低免疫能力、生育能力，增加癌症、糖尿病罹患風險。

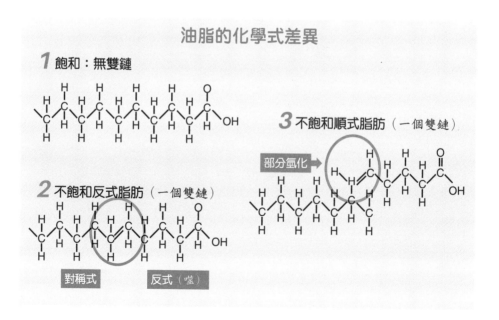

油脂的化學式差異

1 飽和：無雙鏈

2 不飽和反式脂肪（一個雙鏈）
對稱式　　反式（噎）

3 不飽和順式脂肪（一個雙鏈）
部分氫化

生活中除了回鍋油之外，商人為了讓不耐高溫的植物油更耐高溫，並延長保存期限、讓液態的油品可以變成半固態的形式，並加強食物酥脆滑順的口感，因此將氫分子加入到植物油當中，做成人造奶油、酥油等，以方便應用在食品烘焙中，且不會因為高溫影響而改變漂亮的色澤。然而在這個過程中，若氫化不是很順利，或是沒有氫化完全，就會產生反式脂肪酸。

含有大量的反式脂肪酸的食品雖然引人垂涎，但也會在不知不覺中，就反噬了我們健康。

選油有智慧｜健康又安心

油脂的攝取看似步步驚心，然而只要掌握以下六大原則，就可以吃得既健康又安心：

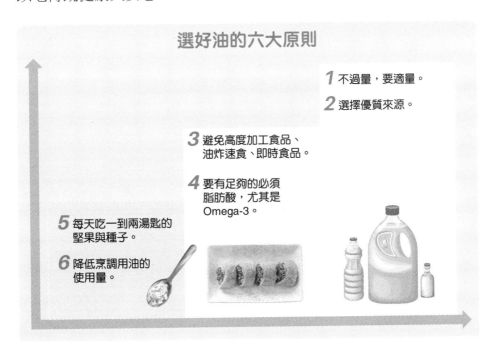

選好油的六大原則

1 不過量，要適量。

2 選擇優質來源。

3 避免高度加工食品、油炸速食、即時食品。

4 要有足夠的必須脂肪酸，尤其是Omega-3。

5 每天吃一到兩湯匙的堅果與種子。

6 降低烹調用油的使用量。

「靜寂清澄，志玄虛漠，守之不動，億百千劫」，這16字出自《無量義經》，也是《無量義經》的精髓，證嚴上人解析此段經文的義理時，是這麼說的：「『靜寂清澄』意指清淨的本性，就像一面澄澈明朗的大圓鏡，山來照山，水來照水，不論何種境界現前，它既不增也不減；唯有放下一切雜念，清淨本性才能顯現；而若想要『靜寂清澄』，就要發大心、立大願，並且不能退縮，不管環境如何，時間多長，都要貫徹始終，堅持到底；如此，才是其修行。」

其實在脂肪的選擇上，不也是如此嗎？唯有堅定好油的攝取，並且不隨環境與時間而有所擺盪，在貫徹始終之下，也才能健康永隨。

羅副小學堂　魚類中的Omega-3

吃魚可以補充 Omega-3 嗎？其實魚本身並不會製 Omega-3，而是魚透過食用海草、海藻等在體內累積而來的，然而市面上的魚多是人工養殖，如果想透過吃魚補充 Omega-3，可能會大失所望。

32. 體內的清道夫──纖維質

曾經，它的存在被視若無睹，甚至認為它對人體而言，只是一些毫無作用的碎屑，然而它仍無視於這些批評，依舊守著與生俱來的本分，靜默的在體內運轉著它的職責。它恆持、忍耐的熬過歲歲與年年，才終於在許久以後的近代，得來公正的平反。

人們甚至還給了它一個響亮的名稱──人體清道夫。它，是膳食纖維，是碳水化合物的一種，屬於多醣的一種。

體內清道夫｜多功能奇效

膳食纖維的攝取有兩種方法，一種來自於食品廠在製作的過程中，加入認為具有膳食纖維功能的纖維質，稱之為功能性纖維；而另一種則是來自於天然食物的取得。在每一種植物中都含有膳食纖維，其中又細分兩種型態：

膳食纖維

1 可溶解的水溶性纖維
↓
在溶解之後會自然形成膠質，協助腸道對膽固醇的吸收下降，進而降低膽固醇，另一方面，也能避免血糖上升過快，對於控制糖尿病能帶來不錯的效果。

2 不能溶解的非水溶性纖維
↓
促進腸道蠕動，讓人們排便能夠順暢，能減少便秘、痔瘡以及罹患憩室症的機率，也能進而提升飽足感，有利於減重者進行飲食的控制。

此外，水溶性纖維有 80 至 100％屬於可發酵性質，非水溶性纖維則約有 50％可以進而被細菌發酵，可發酵纖維能被益生菌進而分解，並反饋提供益生菌該有的能量，以維持腸道菌種的平衡。

過往膳食纖維因為不能提供熱量，而被視為是無用的碳水化合用，隨著營養學的推展與前進，人們才赫然發覺它竟是一塊未經雕琢的璞玉。

臨床也顯示，膳食纖維有助於保持腸黏膜該有的障蔽功能，當膳食纖維不足時，會引起黏膜細胞破裂，病原菌就容易藉機侵入，讓障蔽功能陷入失衡。

如何獲得足夠的膳食纖維？

	食物類別	平均膳食纖維量	每天份數	膳食纖維量
1 主食類	●精緻	0.3公克／碗（白米飯）	1～3碗	0.3～0.9公克
	●全穀	8公克／碗	2～3碗	16～24公克
2	蔬菜及豆類	2公克／份	3～5份	6～10公克
3	水果類	2公克／份	2份	4公克
合計				26～38公克

※ 資料出處：臺灣癌症基金會 https://www.canceraway.org.tw/page.php?IDno=269

原型食物｜最佳膳食纖維飲食

美國著名的外科醫師丹尼斯‧伯基特（Denis Burkitt）曾在烏干達進行長達 24 年的研究，他走訪了各大醫療院所，發現有許多醫院從來都不曾出現過大腸直腸癌的病例，這讓他深感意外，但其實也在預料之中，畢竟他來到烏干達做研究，就是希望能找出何以烏干達的坎培拉地區是全世界大腸直腸癌罹患率最低的地區。

而驅動他前往烏干達的主因，正是因為位居大腸直腸癌罹患地區榜首的，是美國的康乃狄克州，而大腸直腸癌更是美國與癌症相關的第二大死因。

他曾這麼無奈的說：「美國是一個便祕很嚴重的國家……如果你排出的糞便很細小，就需要找間大醫院了。」

在長達 24 年的異國研究與全面性的觀察之後，他最後做出了結論，認為膳食纖維的攝取是何以多數烏干達人腸道能維持如此健康的關鍵，「因為他們攝取的食物都是以原型食物和蔬菜為主。」

過往，每當有人因為排便不順暢來請求我協助的時候，我都請患者多吃蔬菜，但隨著國際相關研究愈來愈多，瞭解得愈深之後，我也才明白，膳食纖維不是蔬菜所獨有的秘方，再者許多茹素者自認不會缺乏膳食纖維，恐怕也會淪為過度的自信。

正如伯基特所指出的原型食物，如水果、全穀雜糧、豆科植物等都含有豐富的膳食纖維，甚至在對比之下，蔬菜中的膳食纖維還不見得比較多，而如肉類起司、雞蛋或是脂肪類食物，也被證實是沒有膳食纖維的食物。

　　膳食纖維攝取量目前在臺灣仍未有精確的定論，而**根據美國的建議，50 歲以下的男性要補充 38 公克，51 歲之後則必須補充至少 30 公克，而 50 歲以下的女性要補充 25 公克，51 歲之後則要補充 21 公克。**

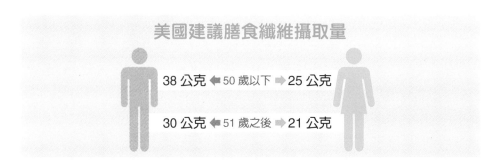

　　而以米食為主的臺灣民眾可以將已幾乎沒有膳食纖維的白米飯換成全穀飯，只要一碗的全穀飯，就能增加至少 3 公克左右的膳食纖維，平均只要一天兩碗全穀飯，就有約 8 公克的膳食纖維能進入體中。

　　另一方面，國民健康署的口訣：「**一天五蔬果，疾病遠離我。**」也是很好的參考原則，蔬菜中如地瓜葉，膳食纖維含量豐富，水果中的芭樂、帶皮小橘子、西瓜、芒果等也有豐富的膳食纖維，以上攝取 5 份，再加上兩碗全穀飯，最少也能有 20 公克以上的膳食纖維。

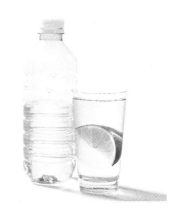

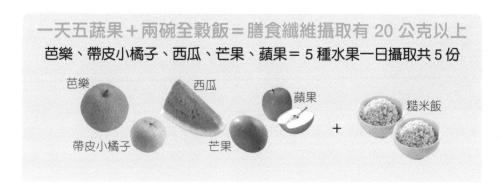

一天五蔬果＋兩碗全穀飯＝膳食纖維攝取有 20 公克以上
芭樂、帶皮小橘子、西瓜、芒果、蘋果＝5 種水果一日攝取共 5 份

芭樂　　西瓜　　蘋果　　糙米飯
帶皮小橘子　　芒果　　＋

然而在補充膳食纖維時，也別忘了膳食纖維有吸水的功能，因此得喝足夠的水以防便秘，平均每公斤要喝 30 至 40 毫升的水，才能讓膳食纖維發揮正向的作用，一如在清水溝時，只顧著倒入大量的清潔劑，卻沒用大量的水沖刷，那麼髒垢不僅無法清除，甚至還會存留太多清潔劑。

羅副小學堂　虛有其表的的果汁

雖然水果擁有豐富的膳食纖維，在榨汁攪打而產生高熱的過程中，膳食纖維容易被破壞，即使少數沒有被破壞的，也多存在於果渣中，但多數人為了口感，多數會將果渣濾除，也就無法取得一分一毫的膳食纖維了。

因此建議若要從水果中取得膳食纖維，還是以食用原型水果最佳。

《卷三》
淨心無憂 好安眠

醫學研究發現，睡眠對人類健康扮演著舉足輕重的角色，沒有好的睡眠品質，就算是注重運動和營養，效果也會減半。

臺灣人失眠的比率居亞洲之冠，平均每五個人就有一位失眠，且失眠比率隨著年齡而上升。人體需要定期保養，才能延長保固，隨著年紀增長，顧好睡眠，就像每天定期的小保養。

心中有佛，行中有法；淨心第一，利他為上。該吃飯的時候吃飯，睡覺的時候睡好，就是最好的修行。

保持好心情，不胡亂生氣，不憂鬱，睡得好，人慢老，身心更健康。

33. 好好愛自己 好好睡覺

　　兒時的農村回憶有些依舊在我腦中盤旋不去，其中歡笑與溫馨的畫面並不少，但也有些不甚歡快的記憶至今仍歷歷在目，而其中一項，就是拔草。小時候的我，總覺得拔草是一件吃力不討好的苦差事，一次拔了，過不久草又生了，一次又一次週而復始，卻看不見能將這件待辦事項完完整整從人生剔除的盡頭。

　　然而父命不可違，即使再不情願，我還是會順從的邁開步伐走到農地裡，天天做著拔草的工作。

　　痛苦的事情必須一氣呵成，每一次拔別名臭頭香的香附子，我的速度又急又快，不一會兒的時間就完成父親交代的工作。我天真的認為，拖拉只是讓痛苦變成一種慢性的折磨，但卻未曾深切反省，正因為做事若沒有準確的方法，眼前的好風景才會難以維持長久。一直以來，為了求快，我從未細心的將土給撥開，再一一將根給刨除。自然春風一吹，綠草很快就又冒出頭來。

　　拔草不除根，春風吹又生！多麼顯而易見的道理，但兒時的我卻不理解；從醫之後，我也看見更多顯而易見的學理，被聰明的人們給忽略了。其一，即是睡眠之於健康的重要性。

睡眠多寡｜攸關生命

　　無論是友人或是病人，每當見到有人因為晚睡、睡少而精神疲憊時，我總會語重心長的勸慰：「你要好好的睡覺。」

　　這句話不單只是一句象徵關懷的安慰，更多的是醫學警訊正在閃耀紅光，發出嗚嗚作響的刺耳警訊 —— 睡得少，絕對是攸關生命！而證據，比比皆是，一如夏令時間所帶來的影響。

　　早年有段時間，臺灣每到了夏季，總統就會頒佈命令，規定進入「日光節約時間」，這被俗稱「夏令時間」的命令清楚明訂，由於夏季白天較長，期許民眾能早睡早起，透過日光維持生活運作，以利節約能源。

　　這道「調快時鐘」的命令立意良善，時處農業年代的多數人們也確實早起就上工了，但其中有不少人卻沒有「依約」早睡，仍循非夏令時間的入眠時間就寢。少睡一個小時看來似乎無礙，然而研究數據的表現卻發出一記令人為之膽戰的冷笑 —— 心肌梗塞的患者在一夜之間足足增加了 20%！

　　日光節約時間從每年 4 月 1 日零時起至 9 月 30 日午夜 12 點為止，隨著秋風送來一身涼爽，時間回歸標準，民眾回到正常生活形態之後，僅僅也在這麼一夕之間，心肌梗塞患者的人數比起前一天，足足減少了 21%。

　　短短一個鐘頭的睡眠時間至關重要，世界各國針對類似的研究成果大多類似，美國有句諺語是這麼說的：「Unhealthy sleep, unhealthy heart.」意謂要有健康的睡眠，才得以擁有健康的心臟，果真一點也沒錯。

　　睡眠的影響不僅侷限心臟，觸及範圍琳瑯滿目。以人體內的自然殺手細胞為例，我時常暱稱這個細胞就像國家的情報人員與安全人員，因為它會將外來的不好分子揪出來，以保護身體如常運作，然而只要一個晚上沒有睡好，睡眠時間比以往少了一半，自然殺手細胞就會減少 70%！

　　僅需一個晚上的睡眠短缺，其為身體所帶來的變化，就足以將剽悍的大漢撂倒在地，面對感冒、疫病，甚至是癌症，人體幾乎就像是個門窗被毀壞的房，即使牆面再厚實，也抵擋不住窗外的一場午後雷陣雨。

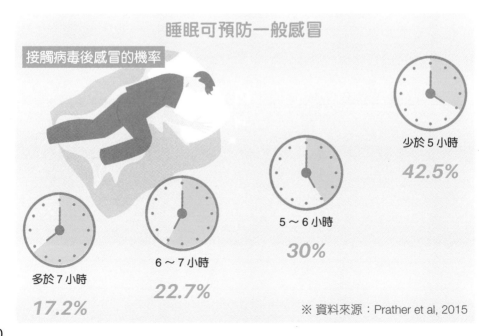

睡眠可預防一般感冒

接觸病毒後感冒的機率

少於 5 小時
42.5%

5～6 小時
30%

6～7 小時
22.7%

多於 7 小時
17.2%

※ 資料來源：Prather et al, 2015

醫學界有一句話是這麼說的：「**缺乏睡眠就像每個晚上對自己做基因改造。**」曾有研究讓一群健康的年輕人分做兩組：其中一組讓他們維持原本八‧五小時的睡眠時間，另一組則縮短至六個小時，實驗結果發現，少睡二‧五小時的那一組年輕人，體內有七百一十一個基因表現改變，而<u>其中有一半左右的基因功能降低，而這些基因是掌管免疫反應與免疫功能的基因</u>，而另一半基因表現則逆勢上揚，可嘆的是，<u>這些基因掌管的是腫瘤生成、慢性發炎等負面面向</u>。

在實驗室中曾有過研究，兩隻同樣罹癌的老鼠，在所有條件都相同的情況之下，其中一隻讓牠有充足的睡眠，另一隻以干擾模式中斷其睡眠或不給他睡，<u>研究結果發現，睡眠短缺的老鼠，體內腫瘤成長速度竟是睡眠充足老鼠的兩百倍</u>！驗證了不睡好除了容易發生癌症，同時也會加速癌細胞增長與擴散的速度。

證嚴法師常對弟子們說，要敬天愛地，方能聚福緣。而我認為，除了要敬天愛地之外，也該好好愛自己，而愛自己的方法並不是奢求財富名利，而是在應當休息的時候，好好的睡上一覺。

羅副小學堂 斬草除根

長者健康的根本大法之一是要睡得好，就如種植水稻時，若要長得好，養分萬不可被臭頭香搶走，唯一方法是拔草時一定要將臭頭香的根拔除。同理，長者要健康一定要睡好，否則基因就可能被改變，身體也一定不會健康。

34. 咖啡因的影響

　　他到我的診間裡來的時候，神情明顯疲憊。走靠近我，他頹然的坐了下來，彷彿等一下要向我傾訴的病症早已經啃食他所有的體能，讓連走這麼幾步路都幾乎要耗盡氣力。

　　我正襟危坐，準備迎接即將迎來的病徵敘述。

　　「我睡得很差。」他抬起那雙無神的眼，苦澀的笑容就像一杯放太久的咖啡，失去了甘醇的氣味，「羅副，幫幫我……」

提神咖啡｜精神拖垮

　　<u>睡不好是一種病嗎？絕對是。</u>或許別人聽來會覺得他小題大作，但之於我而言，並沒有因為聽到這樣簡單的述說而稍稍鬆懈精神，我沒有用助眠的藥物打發他，反而縝密的思索、詢問，期待能盡可能從他漸漸散失的精神中，找出之所以讓他難以入眠的蛛絲馬跡。

　　他其實也說不上來，說到最後，變得有些自暴自棄，「睡不好讓我白天精神變得很差，每天三餐都要喝一杯咖啡提神。」

　　他的一張臉愈拉愈低，口中的嘆氣沒有停過，但我心中卻響起一陣歡呼，答案已經從適才這句抱怨中呼之欲出。

　　「影響你睡眠的，就是咖啡。」我肯定的說。

　　他眨眨眼，試圖解讀這句話，但我沒給他太多思考的時間，選

擇明快的將答案以分析的角度揭曉。

「咖啡之所以會是個問題，其實跟所謂的睡眠壓力有關。」我告訴他，當人們清醒時間愈久，睡眠壓力就會愈大，而其中的關鍵，就是「腺苷」，「它會累積，會讓人想睡覺，但咖啡裡的咖啡因會讓腺苷沒辦法發揮令人想睡的作用。」

我稍稍放鬆肩膀。他所面對的困境，似乎只要稍微改變部分的生活習慣，就有望獲得解決，無須依賴藥物的協助。我繼續解釋：「當腺苷和身體的細胞受體結合時，就會啟動睡眠機制，但是咖啡因會將原本要和腺苷結合的細胞受體阻隔起來，讓人不會想睡覺。」

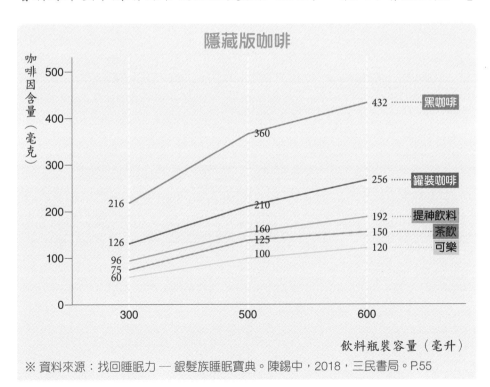

※ 資料來源：找回睡眠力 — 銀髮族睡眠寶典。陳錫中，2018，三民書局。P.55

我笑著告訴他，咖啡因無疑就像是興奮劑，有提升精神的效果，並進而阻礙睡眠，週而復始，變成了惡性循環。

簡而易懂的道理，他很快就領悟了，我們的對談在雙方都很愉快的狀況下宣告結束，他踏著輕快的步伐離去時，還頓了頓腳步，停下轉身告訴我，他知道該怎麼做了。

適量適時｜無咖啡因的騙局

但沒多久之後，他又出現在我的診間，一臉哀怨。他說，自從那天與我一番對話之後，他請秘書特地為他準備去咖啡因的咖啡，「都已經改喝無咖啡因的咖啡了，但我還是睡不好！」

他的眉心收攏，皺摺處有了一道即使鬆開還是顯而易見的紋路。他說他已經開始有些擔心自己的身體是不是出現異狀？但坐在他面前的我，心情卻與他大不相同。

「我的話，你只聽懂一半。」我說。

看著眼前的他，我想起了證嚴法師曾言：「勿癡迷而不自知。」法師期待弟子必須保持著清明一念心，若是有癡、有疑，就會開始執著，而一旦執著，就會陷入迷執之境而偏離正確的道路，往失誤的方向走。

我眼前的他，正在往失誤的方向走。

　　我讓自己的嘴角提起笑容，並在笑容中揉合安心，希望能給他一些信心，即使他又再來，我的診斷依舊如同上一次，沒有變。但這一次，我知道自己必須要更周全的將話給講得清楚明白，引導他走向正確的道路。

　　「無咖啡因跟去咖啡因是兩回事。」回想起幾位對烘焙咖啡有興趣的朋友，他們曾告訴我，所謂去咖啡因的咖啡，並非是完全去除咖啡因，而只是將咖啡因的含量減少罷了，正因為無咖啡因的咖啡許多人喝不慣，也不喜歡，因此去咖啡因的咖啡大多仍保留二十五％至五十％的咖啡因，因此去咖啡因的咖啡喝多了，自然還是會影響睡眠。」

　　我進一步告訴他，有關「半衰期」的原理。

　　在藥理學上，有「半衰期」一詞，意指藥物在體內經吸收之後分布到血液中並達到最高血中濃度，在經過代謝排除之後，血中濃度下降到原本一半所需要的時間。

　　半衰期末約是五至八個鐘頭，以中間值六個鐘頭計算，即使經過兩個半衰期約十二個小時，仍有四分之一的咖啡因尚未完全被消化完畢。我說話的同時，他的眼神逐漸清澈，我知道他已然瞭解，於是總結論述：「所以，你午飯後喝的那杯咖啡，到了凌晨其實還在作用中。」

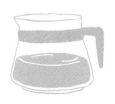

「咖啡因的飲品，適量就好。」我建議他，要將攝取的量減少，同時也得看準時間喝，而上午會是一天中最適切的時機。

聽完，他露出了和上一次離去前一樣輕鬆的笑容，同樣的告訴我，他知道了。望著他的背影，我獻上祝福，期待他在減少咖啡因的攝取並調整攝取時間之後，能獲得一夜好眠的福氣。

羅副小學堂　隱藏版的含咖啡因飲料

證嚴法師期許弟子：「勿癡迷而不自知。」一如多數人可能認為，只要不喝咖啡就能杜絕咖啡因所帶來的干擾，其實並非如此。

我曾隨手從超商的飲料櫃中取出一瓶茶飲，那瓶 600 毫升的綠茶，就含有超過 150 毫克的咖啡因，若根據國民健康署所建議的單日咖啡因攝取量 300 毫克計算，一天兩瓶茶飲，很容易就會超過所建議的攝取量。

除此之外，包含許多提神飲料，也多含有咖啡因。

35. 非素不可　打造優質睡眠

就讀醫學院的那些日子，之於人生，可以說是長，也能視作短，端看由哪一個角度望去。課堂上的一字一句不見得還能在塞滿太多資訊的腦袋裡清晰浮現，但有些回憶、部分片段，還有那些說著至理名言時的神情，在學習結束之後，仍停留在我的記憶中許久。

一如生化老師時常耳提面命的提醒：「你們只要多吃肉，就能夠睡得好！」

以邏輯細細拆解這句話，合情合理，沒有足以將之推入不成立的理由。一切要說分明，必須得從擁有良好睡眠的四大營養素——色氨酸、維生素 B 群、維生素 D 以及不飽和脂肪酸其中的色氨酸說起。

吃肉睡得好 | 以訛傳訛

我們稱人體所需卻無法自行合成，只能由食物取得的氨基酸為必須氨基酸，而色氨酸就是必須氨基酸的其中一種，當它輸送到了腦部，就能成為血清素的原料。

深入瞭解何謂血清素之後，我常笑言，血清素無疑是快樂激素，因為它在調節睡眠的功能上扮演者舉足輕重的角色，能減少神經活動，讓我們得以放鬆，並進一步的誘發睡意，幫助人們睡得安穩。好眠的一夜之後，當神清也氣爽了，自然心情也就跟著好。

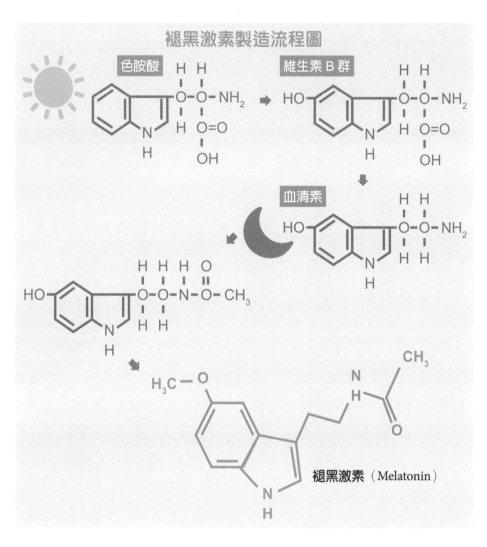

褪黑激素製造流程圖

色胺酸　維生素 B 群　血清素

褪黑激素（Melatonin）

　　然而正如前述，人體無法自行合成色氨酸，因此必須仰賴食物攝取，較常見的色氨酸食物包含牛奶、豆類、香蕉、魚乾以及肉類，簡言之，只要是富含蛋白質的食物，就擁有色氨酸，而動物性蛋白質吸收程度更快於植物性蛋白質，因此老師的懇切提醒，實質

上，是佐以合理的學術證據的。曾經我也對此深信不疑，然而現實卻選擇將我推入疑惑的漩渦，讓我在親身體驗當中不停的提出疑問：「多吃肉真得能睡好嗎？真的是這樣嗎？」

在我前往美國杜蘭大學（Tulane University）攻讀公共衛生博士的那些年，每一次的感恩節我總入境隨俗，跟著在地人一起慶祝、一起聚餐，也一起享用桌上的火雞大餐。

但當我吃得愈多，糟糕的睡眠品質就愈是將我緊緊抓牢，「睡得好」在火雞大餐後幾日，成為最奢侈的冀盼。此後，我開始有意無意地尋找相關解答，這一尋尋覓覓，二三十年的時光迅速從指尖縫細流逝，直到前些時候，才終於在 1972 年發表的一篇文章中找到解答，這篇文章的內容解釋了完全蛋白中色氨酸所居處的弱勢地位。

植物性蛋白│與人體共生息

蛋白質分有兩種，一種是動物性蛋白質，所含有的必須氨基酸種類齊全，約有二十多種氨基酸，主要來自動物性蛋白，例如肉類、海鮮、雞蛋或是牛奶；而植物性蛋白質對比動物性蛋白質，氨基酸種類就沒有那麼豐沛了。

由此看來，動物性蛋白質與植物性蛋白質之間的優劣，幾乎已成定局，植物性蛋白質似乎再無利器與之比擬，然而細細探究，就會發現，並非愈是光鮮亮麗，就能在各方面先馳得點。

植物性蛋白質看似樸實無華，但它纖維高、脂肪低，腸胃無須

過度運作，即能將之分解消化；反之動物性蛋白質脂肪高，當人們吃得愈多，腸胃就得花更多時間運作，人體器官與人類共生共息，當它們勤勤懇懇的努力，換來的自然是一夜不得安穩好眠。

另一方面，能夠實質協助好眠的色氨酸必須與其他氨基酸競爭載運體，然而它卻先天不足，不僅數量比其他必須氨基酸少，動作也比較緩慢，要在二十多種必須氨基酸中搶先一步抵達大腦，可以說是一項為難的任務，因此得以成功擠身進到大腦並成為血清素原料的色氨酸，數量並不如我們想像中的多。

項目	動物性蛋白質	植物性蛋白質
1 營養成分	完全蛋白 **勝**	部分完全蛋白
2 吸收程度	快 **勝**	普通
3 膳食纖維含量	無	高
4 脂肪含量	高	低
5 礦物質含量	少	豐富
6 蛋白質穩定度	低	高

1972 年的這篇論文發表證實若攝取植物性蛋白質，由於競爭者少，得以進到大腦的色氨酸數量更多，自然血清素就能生成豐沛，要得以一夜好眠，也不再是奢侈的渴望。

　　在我領悟其中道理的同時，全球正深陷 COVID-19 疫病風暴之中，從 2019 年底至今，在現代醫療科技的協助之下，人們仍然遲遲無法從中脫身，要獲得往昔的清爽與平靜，沒人能說得準還得需要多少時日。

　　疫情盛行之際，證嚴法師苦口婆心。他表示，業力如風，源於人類無止盡的口欲，因此深切期許，盼人人都能發揮完整的愛，放眾生生命，非素不可，合心共濟弭災疫。

　　非素不可，看似想達成的心願遠大，其實所帶來的益助可非只有驅散疫病，一如若打造優質的睡眠，還真得是要非素不可呢！

羅副小學堂　富含色氨酸的食物

　　臺灣有句俗諺是這麼說的：「失戀要吃香蕉皮。」聽來看似是一種逗趣的幽默，但其實所言不假，正因為香蕉皮裡就有色氨酸。

　　雖然學理成立，然而探索其中，**香蕉皮裡的色氨酸含量並不高，與其食用香蕉皮，不如選擇全麥麵包、燕麥、蜂蜜、芝麻、杏仁、牛奶等含有豐富色氨酸的食物，其中以芝麻的含量最為豐厚。**

36. 失之毫釐謬之千里　定時定量好睡眠

主刀醫師小心翼翼，他必須得集中精神，才能在血泊之中將病灶徹底清除。

透過內視鏡超音波，我們找到了潛伏在師兄食道內的癌細胞，原本它是不願現身的，即使健康檢查結果閃爍紅燈，提醒眾人師兄有可能正遭受食道腫瘤的威脅，但是在切片之後，數據卻明朗的宣告，那不過只是慢性發炎。

我們不願給癌細胞任何偽裝的機會，腸胃科的專屬群組針對此病例討論過一回又一回，在無數次的推論、評斷以及懷疑中，最後我們給了師兄一張同意書。

「我們會用內視鏡超音波再進去看一次，合理的懷疑，癌細胞可能潛藏在第二層，也就是黏膜下層。」主刀醫師理性分析眾人所討論出來的結果，除了開胸切除，大家更偏向以內視鏡超音波處理，若有發現，就會同步切除，免去二次處理的奔波，因此同意書必須得先簽妥。

望著眼前那張同意書，師兄的眼神無所畏懼，行動更是毫無遲疑，65 歲的手穩健的提起筆，在同意書上簽下自己這在一生寫過無數次的筆畫，那是他的名字，三個字就能授權與生俱來的權責，他將自己毫無保留的交給醫療團隊，堅定的說：「我跑到花蓮來，就是相信你們，你們怎麼說，我就怎麼做。」

醫療團隊果然在黏膜下層發現癌細胞的蹤跡，也決定當下就拔除它繼續生長擴散的任何可能，但切除的過程，出血自是必然。

「做胃鏡出血是必然的，有本事能止血才稱得上真功夫。」內視鏡醫師的這番話邊說，醫療團隊邊拿起止血夾，有大有小，動作迅速卻也穩妥，很快就成功控制出血量，主刀醫師也順利的將腫瘤絲毫不留的切除。

定時就寢｜定量睡眠

我認為這場手術的成功，來自於「定」，執刀醫師的沉靜以及原則的掌握，讓整場手術得以走向成功。

這也讓我想起證嚴法師常言：「失之毫釐，謬之千里。」此言乃出自《大戴禮記》中的一段話：「正其本，萬物理，失之毫釐，差之千里；故君子慎始也。」

在手術臺上，生死關鍵，必須以「定」沉著應對；反思在日日的睡眠中，也唯有「定」，才能讓我們走向健康之道。

我們曾經參與一項 500 人的實驗，發予每人一支智慧型偵測手錶，以一年的時間追蹤每個人的睡眠狀況。一年後，有效個案有 226 人，平均年齡為 66 歲。

綜合評估之後，我們將這兩百多人依健康品質分為四組——睡眠質量極差、睡眠品質普通，就寢時間差異極大、睡眠品質普通，就寢時間固定、睡得短，但都能深眠。

213

　　深入分析，睡眠品質普通，但就寢時間固定的這一組，相對其他三組健康得多。其握力變差的風險會降低 24%，憂鬱症狀減少 32%，體脂肪增加的危險性也大幅降低 38%！反觀同樣是睡眠品質普通，但就寢時間差異極大的第二組，其睡眠變異時間若超過平均的 2.3 小時，陷入憂鬱的危險指數就會高達 2.38 倍！

　　無論是生理、心理或是身型，睡眠無疑都掌握著關鍵之鑰，而其中關鍵就來自於「定」。

睡眠時，光線從眼睛到腦，會讓褪黑激素無法分泌，就睡不好

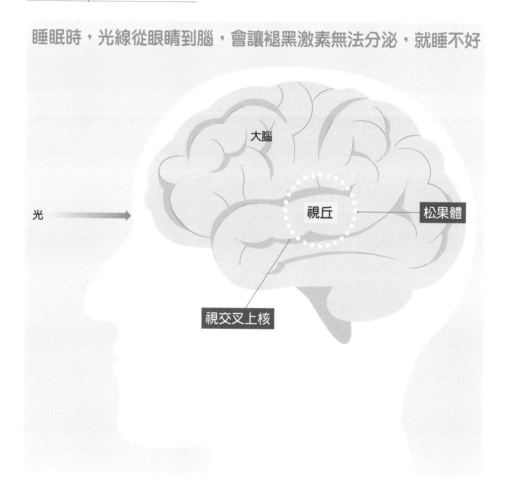

光

大腦

視丘

松果體

視交叉上核

研究進行時，我不停的回憶起兒時，阿嬤時常會在睡前這麼對我們說：「一暝大一寸。」小時候這句話聽起來，總覺得是哄騙孩子的誇喻，直到進入醫學院就讀時，這才明白古人諺語中的千百智慧。

原來人體中有一種由腦下垂體所分泌的賀爾蒙，稱之為生長激素，不僅能增加骨密度，還能改善皮膚衰老，根據研究，生長激素分泌最旺盛的時間就落在夜晚 11 點至凌晨 2 點之間。

無論是廣為流傳的醫學驗證，或是近期的相關研究，無疑都是提醒著人們，睡眠不僅要「定」量，也必須要「定」時，否則就可以落入失之毫釐，謬之千里的窘境。

羅副小學堂　電子產品宿醉

萬物生命由海域演化而來，因此人類對光線尤其敏感，特別是藍光。藍光最為嚴重的侵害，在於抑止褪黑激素的分泌，導致人們難以入睡。

曾有研究讓一群人睡前使用平版電腦，另一群人則在睡前進行紙本閱讀，實驗只為期五天，即發現睡前大量閱覽電子產品的實驗者，其褪黑激素不僅大幅減少 50%，比起以前更晚了三個鐘頭才開始分泌，讓原本十點就睡意襲來的受試者，到了凌晨一點還遲遲無法入睡。

在 3C 盛行的當代，深受這類「電子產品宿醉」的人不在少數，若想要擁有定時定量的一夜好眠，不妨戴上抗藍光的眼鏡，並在睡前一小時就將電子產品帶離眼前，如此一來，「黑夜王子」褪黑激素才會正常分泌，並給您一夜好眠。

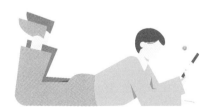

37. 拋開憂鬱善待自己 成就好睡眠

受失眠所苦的患者來自四面八方，即使臉型輪廓與身型模樣各不相同，但他們苦惱的神情、疲憊的雙眼，散發著一股難以令人忽視的沉重。

多年來，我將這些因為失眠問題來敲響我診間門板的患者逐一分類，發現導致他們失眠的根本原因分有三種：

失眠的根本原因分有 3 種

第 1 類型的患者
大多作息混亂
生理時鐘早已因為長期的不調而失去該有的準則。

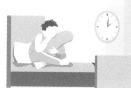

第 2 類型的患者
則是總在
不該睡的時間就寢
導致睡眠壓力不足，自然在該就寢的時刻難免仍舊精神奕奕。

第 3 類型的患者
是難以入眠
往往得到的是我疼惜的眼神，因為他們的難以入眠，是來自於心理的壓力，當煩惱的幫浦不斷的擠壓運轉，身體自然就難以放鬆沉入夢境。

曾有一個病人苦惱的告訴我，他的煩惱來自於孫女，「她都幾歲了，到現在都還找不到對象。」當我還不知道該如何勸導他時，另一位病人的憂鬱更令我啞然失笑。

他說話前，還重重的吐了一口氣，彷彿這樣才能稍微挪開重壓在他心口的大石，讓他得以將滿腹的憂慮傾吐而出，「你知道嗎？

我弟弟的女兒到現在還沒嫁人！這該怎麼辦才好？」

常常看著這一類型的患者，咀嚼著該如何宣告醫囑時，我的腦裡就清晰的浮現證嚴法師的兩則開示——「原諒他人，就是善待自己」、「前腳走，後腳放」。

人生並非能一路順遂，酸甜苦辣接踵而來，悲傷與挫折難免，然而並非得身陷其中而無可自拔才能稱得上是過日子，有時轉個念，或許就會發現，烏雲上面還有著蔚藍晴天。

前腳走｜後腳放

2020 年諾貝爾生理學或醫學獎得主之一的哈維・阿爾特醫師（Harvey J. Alter）因為發現了除了 A 型肝炎與 B 型肝炎之外，可能還存有第三種肝炎而獲獎，他的研究之路極為漫長，始終因為無法確認此肝炎為何種病毒所苦，這些年來壓力不只一次逼得他喘不過氣來，也不只一次令他心灰意冷，氣餒的想著：「我再找不到這個肝炎、再不發表論文，可能很快就會被解聘了吧！」

然而牢騷並沒有時時掛在嘴上，壓力也沒有日日糾纏著他，他總會想辦法讓自己振作起來，安慰自己：「找不出來又何妨？我總有另外一隻病毒可以去做！」

我在美國讀書所認識的一位朋友有幸在這位諾貝爾獎得獎人身邊工作，阿爾特醫師得獎之後，我曾好奇的問同學：「你老闆究竟是怎麼樣的一個人？」

同學陷入思索的時間並不長，很快就給了我一個出乎意料之外的回覆，當我以為他要告訴我這位學者是一個多麼具有堅持意志的人時，他反而告訴我此人性格上的另一個光明面。

「他很神奇。」同學說著話的語氣彷彿也正在發光，「他會發牢騷，也會因為找不到肝炎病毒而深感挫折，但他不會難過太久，遇到挫折時只能難過三天，到了第四天，果真就重振精神，在工作上全力衝刺。」

成功之人，必有令人景仰之處，阿爾特醫師的精神，我在南非前總統曼德拉（Nelson Rolihlahla Mandela）身上也看到相同的特質。1994 年 4 月 27 日南非舉行首次民主大選，沒有革命、沒有內戰，黑人以不沾血的方式在自己的土地上當家作主，長達 46 年的種族隔離制度自此正式走入歷史，而這次民主大選所選出的總統，正是一生為了破除種族隔離制度以命拼搏的曼德拉，為了對抗種族隔離制度，他曾多次入獄，前前後後共計有 26 年的時光都在監獄中度過。

當曼德拉當上總統之後，他邀請當初在監獄中看守他、並虐待他的三名看守人到總統府，招待三人一頓美味豐盛的餐點，會面結束後，曼德拉親自送他們離去，並且鞠躬致敬。

旁人看得目瞪口呆，匪夷所思的問他：「你應該是要報復他們，怎麼卻如此客氣有禮？」

只見曼德拉揚起溫煦的笑容，回答：「當我走出囚室，若不把悲痛與怨恨留在身後，那麼我仍在獄中。」

哈維‧阿爾特醫師將「前腳走、後腳放」的精神落實在生活中,曼德拉則以行動詮釋何謂「原諒他人,就是善待自己」,我也相信,這樣的他們即使身負大任,但在夜裡的睡眠品質應當能夠獲得名為良好的勳章吧!

羅副小學堂 **吾日三省吾身**

當壓力襲來,心理的天平開始逐漸失衡,很容易就會促使交感神經過度活化,進而影響身體機能,如心跳過快、呼吸過度、腸道消化趨緩等,當身與心同樣不協調,就會影響睡眠品質。

我總是勸病人、也勉勵自己,別好像怕自己會忘記一樣,還在睡前又將不開心的事複習一次。

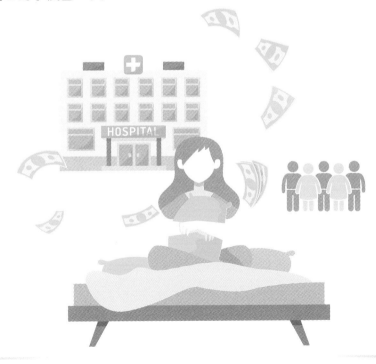

悅讀健康系列 HD 3188

全植物飲食醫學與營養健康大關鍵【實用知識篇】

作　　　者／羅慶徽
採訪撰文／凃心怡
選　　　書／林小鈴
主　　　編／陳玉春

協力主編／曾慶方、黃秋惠
協力編輯／辛怡

行銷經理／王維君
業務經理／羅越華
總 編 輯／林小鈴
發 行 人／何飛鵬

出　　　版／原水文化
　　　　　　台北市民生東路二段141號8樓
　　　　　　電話：02-2500-7008
　　　　　　傳真：02-2502-7676
　　　　　　原水部落格：http://citeh2o.pixnet.net
發　　　行／英屬蓋曼群島商家庭傳媒股份有限公司城邦分公司
　　　　　　台北市中山區民生東路二段141號11樓
　　　　　　書虫客服服務專線：02-25007718；02-25007719
　　　　　　24小時傳真專線：02-25001990；02-25001991
　　　　　　服務時間：週一至週五上午09:30-12:00；下午13:30-17:00
讀者服務信箱E-mail：service@readingclub.com.tw
劃撥帳號／19863813；戶名：書虫股份有限公司
香港發行／城邦（香港）出版集團有限公司
　　　　　　香港灣仔駱克道193號東超商業中心1樓
　　　　　　電話：852-2508-6231　傳真：852-2578-9337
　　　　　　電郵：hkcite@biznetvigator.com
馬新發行／城邦（馬新）出版集團 Cite (M) Sdn Bhd
　　　　　　41, Jalan Radin Anum, Bandar Baru Sri Petaling,
　　　　　　57000 Kuala Lumpur, Malaysia.
　　　　　　Tel：(603)90563833　Fax：(603)90576622
　　　　　　Email：services@cite.my

城邦讀書花園
www.cite.com.tw

美術設計／張曉珍
製版印刷／科億資訊科技有限公司
初　　　版／2023年8月10日
定　　　價／450元
ISBN：978-626-7268-46-9（平裝）
ISBN：978-626-7268-50-6（EPUB）
有著作權・翻印必究（缺頁或破損請寄回更換）

國家圖書館出版品預行編目資料

全植物飲食醫學與營養健康大關鍵.【實用知識篇】／羅慶徽著. -- 初版. -- 臺北市：原水文化出版：英屬蓋曼群島商家庭傳媒股份有限公司城邦分公司發行, 2023.08　面；　公分. -（悅讀健康系列；HD3188）
ISBN 978-626-7268-46-9（平裝）

1.CST: 素食 2.CST: 健康飲食 3.CST: 營養學

411.371　　　　　　　　　　112011373

本書特別感謝：

佛教慈濟醫療財團法人人文傳播室、花蓮慈濟醫學中心公共傳播室協助相關出版事宜。